reinhardt

AF626414

Reinhardts Gerontologische Reihe
Band 58

Bo Hejlskov Elvén
Charlotte Agger
Iben Ljungmann

Herausforderndes Verhalten bei Demenz

Bedürfnisse erkennen und gelassen darauf eingehen

Übersetzt von Rita Kloosterziel

Ernst Reinhardt Verlag München

Original-Titel: *Adfærdsproblemer i ældreplejen*
© 2015 The authors and Dansk Psykologisk Forlag A/S, Copenhagen.
Die Übersetzung basiert auf der englischen Ausgabe *Confused – Angry – Anxious?*
© 2017 Jessica Kingsley Publishers.

Bo Hejlskov Elvén, Lomma (Schweden), ist als Klinischer Psychologe in Praxis und Weiterbildung tätig.
Charlotte Agger, Kopenhagen (Dänemark), ist Pflegefachkraft und leitet ein Demenzzentrum.
Iben Ljungmann, Hillerød (Dänemark), ist Psychologin und berät Pflegeeinrichtungen für Menschen mit Demenz.

Hinweis: Soweit in diesem Werk eine Dosierung, Applikation oder Behandlungsweise erwähnt wird, darf der Leser zwar darauf vertrauen, dass die Autoren große Sorgfalt darauf verwandt haben, dass diese Angabe dem Wissensstand bei Fertigstellung des Werkes entspricht. Für Angaben über Dosierungsanweisungen und Applikationsformen oder sonstige Behandlungsempfehlungen kann vom Verlag jedoch keine Gewähr übernommen werden. – Die Wiedergabe von Gebrauchsnamen, Handelsnamen, Warenbezeichnungen usw. in diesem Werk berechtigt auch ohne besondere Kennzeichnungen nicht zu der Annahme, dass solche Namen im Sinne der Warenzeichen- und Markenschutz-Gesetzgebung als frei zu betrachten wären und daher von jedermann benutzt werden dürften.

Bibliografische Information der Deutschen Nationalbibliothek

Die Deutsche Nationalbibliothek verzeichnet diese Publikation in der Deutschen Nationalbibliografie; detaillierte bibliografische Daten sind im Internet über <http://dnb.d-nb.de> abrufbar.
ISBN 978-3-497-02937-2 (Print)
ISBN 978-3-497-61344-1 (PDF-E-Book)
ISBN 978-3-497-61343-4 (EPUB)

© 2020 by Ernst Reinhardt, GmbH & Co KG, Verlag, München

Dieses Werk, einschließlich aller seiner Teile, ist urheberrechtlich geschützt. Jede Verwertung außerhalb der engen Grenzen des Urheberrechtsgesetzes ist ohne schriftliche Zustimmung der Ernst Reinhardt GmbH & Co KG, München, unzulässig und strafbar. Das gilt insbesondere für Vervielfältigungen, Übersetzungen in andere Sprachen, Mikroverfilmungen und für die Einspeicherung und Verarbeitung in elektronischen Systemen.

Printed in EU
Covermotiv: © istock.com/PeopleImages
Satz: Bernd Burkart; www.form-und-produktion.de

Ernst Reinhardt Verlag, Kemnatenstr. 46, D-80639 München
Net: www.reinhardt-verlag.de
E-Mail: info@reinhardt-verlag.de

Inhalt

Einführung

Vorhersagen zu treffen ist schwierig, doch eins können wir mit Gewissheit sagen: Weltweit rechnen Behörden damit, dass die Anzahl der über 80-Jährigen zwischen 2020 und 2030 um 45 Prozent steigen wird. Da das Risiko, an einer Form von Demenz zu erkranken, mit fortschreitendem Lebensalter zunimmt, besteht Grund zu der Annahme, dass in naher Zukunft immer mehr Menschen von Demenz betroffen sein werden.

Gleichzeitig hat die Anzahl der Plätze in der vollstationären Altenpflege in den meisten westlichen Ländern signifikant abgenommen, eine Entwicklung, die zu dramatischen Veränderungen in der Betreuung und Pflege älterer Menschen führt. Die Bewohner stationärer Pflegeeinrichtungen weisen heutzutage erhebliche physische und/oder geistige Beeinträchtigungen auf, sodass sie trotz weitreichender Möglichkeiten an häuslicher Pflege wie ambulante Pflegedienste und andere Hilfeangebote ihren Alltag nicht mehr allein bewältigen können. Anders als in der Vergangenheit brauchen Bewohner in Altenpflegeheimen also wesentlich mehr Unterstützung sowohl im physischen als auch im kognitiven Bereich. Dabei hat die Komplexität ihrer Probleme deutlich zugenommen, seit man davon ausgeht, dass ältere Menschen unabhängig von ihrem Gesundheitszustand in einer Pflegeeinrichtung unterkommen. So hat eine Untersuchung im Verwaltungsbezirk Kopenhagen ergeben, dass zwischen 60 und 80 Prozent der Menschen, die in einem normalen Pflegeheim leben, an Demenz leiden oder demenzähnliche Symptome zeigen. Das bedeutet, dass all jene, die mit der Pflege älterer Leute betraut sind, mit herausfordernden Verhaltensweisen zurechtkommen müssen, wie sie als Folge einer demenziellen Veränderung auftreten können. Es ist einfach Teil ihres Jobs, allerdings ein Teil, der besondere Fertigkeiten erfordert.

Auch in der Haltung den hilfsbedürftigen Menschen gegenüber hat sich ein Wandel vollzogen. Das Recht auf Selbstbestimmung und Würde ist heute eine der wesentlichen Prämissen von Pflege und Betreuung, die sich jedoch nicht ohne besonderes Wissen und besondere Fähigkeiten umsetzen lässt. So wie wir uns in Bereichen wie Hygiene und Wundversorgung spezielle Kenntnisse aneignen, sollten wir auch sicherstellen, dass die Pfleger, die sich um ältere Menschen kümmern, so ausgebildet sind, dass sie die Verhaltensweisen verstehen, die möglicherweise bei einer demenziellen Erkrankung auftreten, und mit ihnen umgehen können.

Bei unseren Gesprächen mit Mitarbeitern von Altenpflegeheimen erfuhren wir von herausfordernden Verhaltensweisen wie Schreien, Spucken, Umsichschlagen, Beschimpfungen und die Weigerung demenziell veränderter Menschen, sich bei der Körperpflege helfen zu lassen. Oft sehen sich die Mitarbeiter dann gezwungen, den Patienten zurechtzuweisen, ihn in sein Zimmer zu schicken, ihn ruhigzustellen oder physische Maßnahmen zu ergreifen und ihn in seinem Rollstuhl aus dem Raum zu schieben oder ihn mit Gewalt vom Ort des Geschehens zu entfernen. In solchen Situationen überkommt sie zwangsläufig ein Gefühl von Ohnmacht und Hilflosigkeit.

Allerdings haben wir auch beobachtet, dass sich viele ältere Menschen, darunter solche mit demenziellen Veränderungen, in schwierigen Situationen wie diesen ebenfalls ohnmächtig und hilflos zu fühlen scheinen. Sie bringen zum Ausdruck, dass sie nicht von anderen gegängelt und dem unterworfen werden wollen, was in der patientzentrierten Pflege als maligne oder bösartige Pflege bezeichnet wird. Auf diesen Punkt werden wir später zurückkommen.

Wenn diejenigen, die mit der Pflege älterer und demenziell veränderter Menschen betraut sind, ihre Haltung und ihr Verständnis dieses Problems nicht ändern, wird ihre Tätigkeit immer anstrengender und immer teurer werden. Aus diesem Grund ist ein solches Buch nötig.

Da wir bei unserer Arbeit sowohl bei den Pflegenden als auch bei vielen älteren Menschen mit so viel Ohnmacht konfrontiert wurden, richten wir bei Fortbildungen für Angehörige der Pflegeberufe unser Augenmerk vor allem auf dieses Gefühl, weil es unserer Meinung nach verheerende Folgen hat. Dabei spielt es keine Rolle, ob es Pflegekräfte, Heimbewohner oder alte Menschen betrifft, die mit Unterstützung in ihrem häuslichen Umfeld leben.

Warum sich Ohnmacht auf so drastische Weise auf ältere Menschen auswirkt, lässt sich leicht nachvollziehen. Sie sind nicht in der Lage, ihre Situation zu beeinflussen, sie haben das Gefühl, dem Personal oder der Krankheit ausgeliefert zu sein und vom Strom des Alltags mitgerissen zu werden. Je mehr ihre Fähigkeiten nachlassen, desto stärker wird das Ohnmachtsgefühl. Aus Menschen, die problemlos ihren Alltag bewältigt, vielleicht Kinder großgezogen und wie alle anderen ihren Beitrag zur Gemeinschaft geleistet haben, sind Menschen geworden, die auf die Hilfe anderer angewiesen sind. Möglicherweise ist ihnen auch bewusst, dass ihre Abhängigkeit in Zukunft noch größer werden wird.

Auf die Pflegenden wirkt sich das Gefühl der Ohnmacht jedoch ebenso verheerend aus. Hilflose Mitarbeiter werden häufig streitlustig und fordernd oder zynisch und resigniert, was dazu führen kann, dass sie genau den Menschen aus dem Weg gehen, für die sie sorgen sollen, und lieber im Büro oder im Pausenraum sitzen, statt den Kontakt zu den Bewohnern zu suchen.

Am schlimmsten macht sich die Ohnmacht, die Pflegende wie Bewohner gleichermaßen spüren, wahrscheinlich im System selbst bemerkbar. Sie wird nicht als gemeinsames Problem wahrgenommen, sondern treibt im Gegenteil einen Keil zwischen die älteren Menschen und die Pflegekräfte. Auf diese Weise kann eine Atmosphäre gegenseitigen Misstrauens zwischen den beiden Gruppen entstehen, die sich in harten Worten und manchmal in Handgreiflichkeiten äußert. Bei Menschen mit Demenz kann sie in Form von Schlägen und Tritten zum Vorschein kommen, bei den Mitarbeitern in Form von körperlicher Gewalt, wenn sie die Bewohner gegen ihren Willen in ihre Zimmer bringen oder sie im äußersten Fall fixieren.

Alle Beteiligten können sich nur allzu leicht in Situationen wiederfinden, in denen ihre Verhaltensweisen und Methoden nicht so funktionieren, wie sie es erwarten. Das ist die allerschlimmste Folge der Ohnmacht.

Mehr Informationen und effizientes, professionelles Handeln

Mit diesem Buch wollen wir vor allem Ihnen, die Sie mit demenziell veränderten Menschen arbeiten, mehr Informationen über die verschiedenen herausfordernden Verhaltensweisen geben, sodass Sie effizient, professionell und souverän damit umgehen können. Das Verständnis dieser Verhaltensweisen und der in diesem Buch beschriebenen Methoden wird Ihnen und Ihren Kollegen helfen, Ihrem Arbeitsalltag eine positive Richtung zu geben.

Dabei geht es in erster Linie darum, das eigene Verhalten und den Umgang mit schwierigen Situationen zu betrachten. Forschungen haben gezeigt, dass die Veränderung des eigenen Verhaltens der beste Weg ist, mit dem Verhalten anderer umzugehen.

Das wichtigste Ziel bei der Pflege älterer Menschen mit Demenz

Bei der Pflege älterer Menschen, egal ob sie an Demenz leiden oder nicht, geht es vor allem darum, ihnen die Unterstützung zu gewähren, die sie im Alltag brauchen, um ein möglichst erfülltes Leben führen zu können. Wenn sie jedoch demenzielle Veränderungen und das oft damit einhergehende herausfordernde Verhalten aufweisen, wird die Arbeit für die Pflegenden schwieriger. Um so ruhig und locker wie möglich mit diesen Verhaltensweisen umzugehen, sollten sich die Pflegekräfte auf ihre wesentliche Funktion konzentrieren. Ihre Aufgabe besteht dann nicht darin, die Menschen mit Demenz zu maßregeln oder ihnen richtiges Benehmen beizubringen, sondern vielmehr darin, ihre negativen Verhaltensweisen zu steuern und zu verhindern, um ihnen ein funktionierendes Leben zu ermöglichen. Vorzugsweise auf eine Art, die nicht allzu viel Zeit, Energie und Raum in Anspruch nimmt. Es ist nicht die Aufgabe der Menschen mit

Demenz, sich zu benehmen. Eher ist es die Aufgabe der Pflegenden, einen Kontext zu schaffen, in dem das alltägliche Leben dieser Menschen funktionieren kann.

Dieses Buch verfolgt zwei Ziele: Es will Sie als jemanden, der mit älteren demenziell veränderten Menschen arbeitet, in die Lage versetzen, mit diesen Menschen zu denken, zu handeln und interagieren zu können, gleichgültig, ob sie in einer stationären Pflegeeinrichtung oder in ihrer häuslichen Umgebung leben. Und es will Ihnen zeigen, wie Sie dabei dafür sorgen, dass alle älteren demenziell veränderten Menschen ein funktionierendes Leben aufrechthalten können, in dem sie autonom und in der Lage sind, Verantwortung für ihr eigenes Handeln zu übernehmen.

Verschiedene Arten von Demenzerkrankungen

Wenn von Demenz die Rede ist, sollte man immer bedenken, dass sich diese Krankheit nicht bei allen Menschen auf die gleiche Weise manifestiert. Es gibt unterschiedliche Arten von Demenz, die jeweils unterschiedliche Auswirkungen auf das Verhalten der Betroffenen haben. Bei einem Buch wie diesem, in dem es um herausforderndes Verhalten geht, ist es vor allem wichtig, sich der verschiedenen Demenzen und ihrer Ausdrucksformen bewusst zu sein. Daher enthalten die Zusatzmaterialien im Anhang einen Überblick über die vier häufigsten Arten von Demenz: Alzheimer-Krankheit, vaskuläre Demenz, frontotemporale Demenz und Lewy-Körper-Demenz. Neben diesen vier Arten gibt es viele weitere, allerdings seltenere Formen und oft leiden Betroffene an mehreren Formen gleichzeitig.

Die Szenen, die im Buch geschildert werden, sind zwar anonymisiert, haben sich aber in verschiedenen Pflegeeinrichtungen tatsächlich so zugetragen. Dabei handelte es sich entweder um spezielle Stationen für Menschen mit Demenz oder um ganz normale Altenpflegeheime. Bei unseren Darstellungen haben wir bewusst darauf verzichtet, die Art von demenzieller Erkrankung zu nennen, an der die Betroffenen leiden, da wir grundsätzlich davon ausgehen, dass die Entscheidung der Pflegenden für oder gegen eine bestimmte Herangehensweise nicht von der Demenzdiagnose selbst abhängen sollte. Der entscheidende Faktor sollte vielmehr eine personzentrierte Haltung sein, bei der die Ressourcen und Fähigkeiten, Einschränkungen, Interessen, Verhaltens- und Reaktionsmuster eines jeden Individuums identifiziert werden, wenn sich der demenziell veränderte Mensch in einem der unterschiedlichen Stadien psychischer Anspannung befindet. Bevor Sie weiterlesen, sollten Sie sich mithilfe der im Anhang dargestellten Formen demenzieller Veränderung und ihrer Folgen einen generellen Überblick über die kognitiven Schwierigkeiten und Symptome verschaffen, die bei den unterschiedlichen Arten von Demenz auftreten können, sodass Sie im Alltag erkennen und verstehen, warum jemand ein bestimmtes Verhalten an den Tag legt. So kann es hilfreich sein, zu wissen, dass Menschen mit einer bestimmten Demenzform zu Halluzinationen neigen, für die aber bei einer Lewy-Körper-Demenz eine Behandlung mit antipsychotischen Medikamenten nicht infrage kommt, weil sie ohne Wirkung auf die Halluzinationen bleibt.

Nur wenn man verstehen lernt, welchen spezifischen Problemen ein Mensch mit Demenz gegenübersteht, kann man ein Gespür dafür entwickeln, was bei der nächsten schwierigen Situation mit diesem Menschen funktioniert. In einen Blumentopf im Wohnzimmer zu urinieren kann z. B. die Folge bestimmter Arten von Hirnschädigungen sein. Möglicherweise leidet der Betroffene an einem Frontalhirnsyndrom und es ist ihm egal, wohin er uriniert. Es kann aber auch sein, dass er aufgrund seiner Alzheimer-Krankheit seine Umgebung falsch interpretiert und den Blumentopf als eine Toilette oder einen Baum im Garten sieht, an dem er sich erleichtern kann. Außerdem kann ein generelles Verständnis der unterschiedlichen Demenzformen eine Inspirationsquelle für pädagogische Lösungen sein. So könnten Sie einem Patienten mit frontotemporaler Demenz ruhig und deutlich erklären, wo er sich stattdessen erleichtern sollte. Bei Alzheimer-Patienten müssen Sie mit Hinweisen auf Fehler oder Defizite jedoch sehr vorsichtig sein, weil sie sich tatsächlich sehr schämen. Und natürlich wollen Sie nicht, dass sich jemand schämt, denn das ist einer der Grundgedanken der personzentrierten Pflege.

Personzentrierte Pflege

Die Pflege alter Menschen verschob sich von der Bereitstellung von Plätzen in der stationären Altenpflege für diejenigen alten Menschen, die weitgehend gesund waren, einerseits und von Krankenhausbetten für körperlich Kranke und ältere Menschen mit Demenz andererseits hin zu der Pflege von heute, bei der nahezu jeder Hilfe bekommt, der irgendeine Art von funktionaler Beeinträchtigung aufweist. Parallel zu dieser Verschiebung ist in Großbritannien eine Pflegephilosophie aufgekommen, die man als „personzentrierte Pflege" bezeichnet. Die Grundzüge dieses Ansatzes hat der britische Psychologe Tom Kitwood entwickelt. Sie sind seitdem weltweit umgesetzt und weiterentwickelt und sogar in andere Pflegebereiche wie Geburtshilfe und Allgemeinmedizin übertragen worden. Tom Kitwoods zentraler Punkt besagt, dass der Mensch wichtiger ist als die Diagnose. Als Pflegender müssen Sie als Allererstes den Menschen sehen, nicht seine Diagnose.

Dabei handelt es sich um einen zutiefst humanistischen Gedanken. Schließlich sind wir alle Menschen und sollten nicht als Pflegegegenstand betrachtet werden. Tom Kitwood stellte fest, dass sich diejenigen, die wie Individuen behandelt werden, eher wie Menschen verhalten als wenn sie als Pflegegegenstand gelten. Das bedeutet, dass die Qualität der Pflege einen wesentlichen Einfluss darauf hat, wie sich die Krankheit auf einen Menschen mit Demenz auswirkt.

Laut Kitwood versetzt ein Pflegestandard, der auf fünf wichtigen psychologischen Grundbedürfnissen beruht, einen Menschen mit Demenz in die Lage, besser mit seiner Krankheit zurechtzukommen und über einen längeren Zeitraum ein höheres Niveau an Funktionalität aufrechtzuhalten. Diese fünf Grundbedürfnisse sind:

1. Trost. Der demenziell veränderte Mensch bekommt Trost in Form von Zärtlichkeit, Nähe, Linderung von Ängsten und Kummer, Beschwichtigungen und dem Gefühl der Geborgenheit, das der Kontakt mit anderen Menschen mit sich bringt. Außerdem bedeutet es, dass die Pfleger die Dinge zusammenhalten, falls sie auseinanderzubrechen drohen. Wenn der Betroffene die Kontrolle verliert, darf das Personal sie nicht auch noch verlieren, sondern muss ihm helfen, die Kontrolle wiederzuerlangen.
2. Primäre Bindung. Der demenziell veränderte Mensch sucht in seinem Kontakt zu anderen die Bestätigung, dass er wertgeschätzt wird, unabhängig von seiner persönlichen Krise. „Sie mögen mich, auch wenn ich gerade einen schlechten Tag habe." Es bedeutet auch, dass die Pfleger die Wahrnehmung des Betroffenen als Ausgangspunkt nimmt und sie respektiert.
3. Einbeziehung. Damit ist der Wunsch der Betroffenen nach Zugehörigkeit zu einem größeren Zusammenhang und nach dem Gefühl gemeint, ein unerlässlicher Bestandteil einer Gruppe zu sein, ohne den die Gruppe nicht so gut zurechtkäme.
4. Beschäftigung. Dieser Begriff bezeichnet das Verlangen von Menschen mit Demenz, in bedeutsame Aktivitäten eingebunden zu werden, die seine Fähigkeiten und seine Biographie berücksichtigen. Damit sind auch alltägliche Verrichtungen und das Leben an sich gemeint.
5. Identität. Damit ist gemeint, dass ein demenziell veränderter Mensch einen Identitätssinn hat, weiß, wer er ist und „seine eigene Geschichte erzählen" kann. Der Begriff umfasst auch das Recht, gesehen, gehört und ernstgenommen zu werden.

Es gibt jedoch auch bösartige Pflege und Betreuung, die das Fortschreiten der Krankheit beschleunigen und oft herausforderndes Verhalten zur Folge haben. Tom Kitwood nennt siebzehn Aspekte dieses Pflegestils, die im Anhang unter

„Zusatzmaterialien" vorgestellt und analysiert werden. Sie charakterisieren eine Pflege, die die Identität, die Ressourcen und die Fähigkeit ignoriert, als unabhängiger Mensch und soziales Wesen zu handeln.

Die personzentrierte Arbeit mit Menschen mit Demenz erfordert ständiges Engagement. Als Pflegender entwickelt man leicht den Wunsch, zu erziehen oder das Verhalten von Patienten mithilfe von Belehrungen zu lenken. Allerdings setzen sowohl Erziehung als auch belehrendes Lenken eine Lernfähigkeit voraus, und eine Demenzerkrankung bedeutet, dass man nicht mehr so gut lernen kann.

Personzentrierte Pflege und der Low-Arousal-Ansatz

Die grundlegende Prämisse dieses Buches ist es, eine Verbindung zwischen Methoden der personzentrierten Pflege und dem Low-Arousal-Ansatz herzustellen (eine Methode, mit herausforderndem Verhalten umzugehen. Sie lässt sich am besten anhand der Grundsätze beschreiben, die die Kapitelüberschriften dieses Buches bilden.), da die beiden Methoden oder pädagogischen Ansätze sich gegenseitig ergänzen. Es ist leichter, personzentriert zu arbeiten, wenn Sie praktische Methoden an der Hand haben, mit herausforderndem Verhalten umzugehen. Gleichzeitig ist es leichter, den Low-Arousal-Ansatz umzusetzen, wenn Sie mit der Philosophie der personzentrierten Pflege vertraut sind.

Wir, die Autoren dieses Buches, arbeiten auf unterschiedliche Weise sowohl mit dem Low-Arousal-Ansatz als auch mit der personzentrierten Pflege. Für Bo Hejlskov Elvén als Psychologen ist der Low-Arousal-Ansatz fundamental, während Charlotte Agger und Iben Ljungmann, die beide ein Demenzzentrum leiten, die personzentrierte Herangehensweise besonders wichtig ist.

Dieses Buch lesen

Der Sinn dieses Buches besteht darin, eine Offenheit zu schaffen, die mit Begriffen wie „gesunder Menschenverstand" und „Chemie" aufräumt. Diese Begriffe werden meist dann eingesetzt, wenn uns kein schlüssiges Argument einfällt, warum wir das tun, was wir gerade tun. Außerdem will das Buch Sie als Pflegende älterer Menschen, vor allem Menschen mit Demenz, dahin führen, dass Sie versuchen, anders, rücksichtsvoller, respektvoller und effizienter zu denken und zu handeln. Dafür braucht es neben Offenheit jedoch auch Flexibilität.

Der erste Teil des Buches ist in elf Kapitel unterteilt, von denen sich jedes einem Prinzip widmet, das an mindestens einem realen Beispiel veranschaulicht wird. Die Prinzipien gründen auf Forschungen, die sich speziell mit herausforderndem Verhalten beschäftigen. Manche scheinen von unserem normalen Denken weit entfernt zu sein. Doch dass Sie sich entschieden haben, dieses Buch zu lesen, legt die Vermutung nahe, dass sich die Prinzipien, nach denen Sie bisher gehandelt haben, als unbrauchbar erwiesen haben. In jedem Kapitel betrachten wir auch die Reaktionen der Pflegenden auf verschiedene Situationen im Lichte der verschiedenen Prinzipien.

Der zweite Teil des Buches besteht aus Fallstudien realer Interaktionen zwischen älteren Menschen und Personal. Hier betrachten wir die Situationen ein wenig breiter gefasst, vor dem Hintergrund der Prinzipien, wie sie im ersten Teil beschrieben werden. Das hilft verstehen, was wirklich passiert, und darauf basierend lassen sich mögliche Strategien formulieren. Die Idee ist, Ihnen als Pflegenden praktische Methoden und einen generellen Ansatz an die Hand zu geben, den Sie bei Ihrer Arbeit mit alten und demenziell veränderten Menschen einsetzen können. Denn wir sind überzeugt, dass Sie oft auf solche Situationen stoßen, wie wir sie beschreiben.

In diesem Buch haben wir uns dort, wo wir z. B. „der/die Pfleger/in" hätten schreiben können, für „der Pfleger" entschieden. Das geschah allein aus praktischen Erwägungen, um den Text lesbarer zu machen. Aus demselben Grund verwenden wir die Begriffe „ältere Menschen" oder „alte Menschen", obwohl in den meisten Fällen Menschen mit Demenz aller Altersstufen gemeint sind. Und anstatt das Buch mit Fußnoten zu überschwemmen, haben wir im Anhang Kapitel für Kapitel die Sachbücher aufgeführt, in denen Sie die im Text vorgestellten Forschungen und Theorien nachlesen können. Auch das dient der Lesbarkeit des Textes. Im Anhang finden Sie außerdem zu jedem Kapitel Anregungen für Gruppendiskussionen mit Ihrem Team. Jede Diskussion sollte etwa eine Viertel- bis halbe Stunde dauern, sie eignen sich als Schlusspunkt für die wöchentliche Teamsitzung oder ähnliche Zusammenkünfte.

Teil 1: Grundsätze

1 Finden Sie heraus, wer das Problem hat

BEISPIEL

Dora

Dora kam Mitte April in die Kurzzeitpflege. Auf ihren unruhigen Wanderungen über die Station taucht sie immer wieder im Dienstzimmer auf und bittet um ihre Schlüssel, weil sie nach Hause in ihre Wohnung zurückkehren will. Auch heute verlangt Dora wieder nach ihren Schlüsseln. Sie besteht darauf, dass man sie ihr aushändigt. Lisa, die gerade im Dienstzimmer ist, droht sie mit sehr aggressiver Stimme: „Ich will meine Schlüssel, und wenn Sie sie mir nicht geben, gehe ich zur Polizei. Ich weiß, dass Sie sie verstecken." Dann beginnt sie, in Kisten und Schränken herumzuwühlen. Als Lisa sie auffordert, damit aufzuhören, geht sie weg. Kurz darauf sieht Lisa, wie Dora die Straße überquert. Sie ist auf dem Weg nach Hause.

Probleme und Lösungen

Der Grundsatz „Finden Sie heraus, wer das Problem hat" ist einfach. Bei dem Beispiel von Dora endet eine schwierige Situation damit, dass sie geht. Für die Pfleger ist das ein großes Problem. Für Dora ist es eine Lösung. Für sie besteht kaum ein Grund, ihr Verhalten zu ändern. Sie hat eine hervorragende Lösung für ein schwieriges Problem gefunden. Die Pfleger stehen jedoch vor einem Dilemma. Für jemanden verantwortlich zu sein, der sich nicht zurechtfindet, ist ein großes Problem, vor allem, wenn derjenige in seine alte Wohnung zurückwill.

Wenn die Pfleger in dieser Situation zu dem Schluss kommen, dass Dora diejenige mit dem Problem ist, wird es kompliziert, weil sie dann von ihr verlangen, dass sie ihr Verhalten ändert. Für Dora ist es jedoch keinesfalls problematisch, dass sie aus dem Pflegeheim verschwindet, und sie hat nicht vor, eine gute Lösung gegen eine schlechte einzutauschen. Vielmehr müssen Lisa und ihre Kollegen dafür sorgen, dass es gar nicht so weit kommt. Bei ihnen muss der Anreiz, ihr eigenes Verhalten anzupassen, größer sein als bei Dora. Sie sind die Profis. Dora dagegen ist eine Bewohnerin in Kurzzeitpflege. Sie hat nachweislich Schwierigkeiten, ihren Alltag zu bewältigen. Die aktuelle Situation lässt sich dadurch entschärfen, dass ein Pfleger hinter Dora hergeht. Im nächsten Schritt müssen die Pfleger verhindern, dass sich die Situation wiederholt. Dora einzusperren, um sie besser unter Kontrolle zu haben, ist keine Lösung. Außerdem wäre eine solche Maßnahme weder legal noch vernünftig. Pflegende dürfen keine Gewalt anwenden, um die Kontrolle zu behalten.

BEISPIEL

Dora

Lisa folgt Dora. Sie läuft nicht, sondern geht ihr ruhig und unaufgeregt nach, bis sie sie eingeholt hat. Lisa fragt: „Was machen Sie, wenn Sie nach Hause kommen?" „Ich will nach Hause, weil es da warm ist", sagt Dora und reibt sich die nackten Arme. „Ist Ihnen kalt?", fragt Lisa. „Möchten Sie einen warmen Pullover anziehen? Kommen Sie, wir gehen rein und suchen Ihnen einen warmen Pullover heraus." Zusammen kehren sie ins Heim zurück und holen einen Pullover aus dem Schrank, den Dora anzieht. Dora setzt sich ins Wohnzimmer, lächelt und winkt Lisa zu, die wieder ins Dienstzimmer geht.

BEISPIEL

Frederick

Frederick kommt aus seinem Zimmer gestürmt und ruft: „Feuer, Feuer!" Einige Pfleger eilen herbei und stellen schnell fest, dass es nirgendwo brennt. Dunja, eine Pflegeassistentin, erklärt ihm: „Nein, hier ist kein Feuer. Kein Feuer und kein Rauch." Frederick schiebt sie beiseite und schreit: „Feuer, Feuer!", während er den Flur hinunterhastet.

Dunja folgt ihm mit einigen Kollegen. Gemeinsam versuchen sie, ihn festzuhalten, doch er schlägt nach ihnen und ruft umso lauter. Die Pfleger alarmieren die Stationsschwester und erklären ihr, dass Frederick vollkommen paranoid sei und ein Beruhigungsmittel brauche. Die Schwester geht zu Frederick und fragt ihn: „Wo brennt es denn?" Frederick hört auf zu rufen und antwortet: „Im Bein, im Bein." Die Schwester fragt ihn: „Tut Ihnen das Bein weh? Möchten Sie etwas gegen die Schmerzen?" Offensichtlich erleichtert lässt sich Frederick in einen Sessel sinken und meint: „Ja, bitte. Gut, dass Sie gekommen sind."

Auch für Fredericks Verhalten gibt es einen Grund. Ihm tut das Bein weh, aber er versteht es nicht. Seine Interpretation, dass es irgendwo brennt, resultiert aus seiner Unfähigkeit, die Schmerzen in einen Kontext einzubetten. Da er glaubt, etwas habe Feuer gefangen, ist es für ihn nur folgerichtig, dass er aus seinem Zimmer gelaufen kommt und Hilfe holen will.

Dunja und die anderen Mitarbeiter verstehen nicht, was vor sich geht. Zuerst versuchen sie, Fredericks Wahrnehmung zu korrigieren (eine Form des Lenkens ohne Rücksicht auf seine Wahrnehmung), und als das nicht funktioniert, kommen sie zu dem Schluss, dass er ein Sedativum braucht, um sich zu beruhigen. Für sie ist Fredericks Herumlaufen und Rufen ein Problem. Für Frederick ist es jedoch eine Lösung. Sein Problem ist natürlich, dass er Schmerzen hat. Erst als die Pflegekraft ihn fragt, was er erlebt, hat der Rest der Belegschaft Zugang zu seinem Problem, sodass es gelöst werden kann. Und dadurch wird auch das Problem der Mitarbeiter gelöst. Von Frederick zu erwarten, dass er das Problem des Mitarbeiterstabs löst, ist weder realistisch noch vorausschauend gedacht. Daher ist es auch nicht hilfreich, wenn sie Frederick auffordern, ruhig zu sein, oder ihm zeigen, dass im Haus kein Feuer ausgebrochen ist.

Dieses Buch beschäftigt sich mit der Frage, wie wir in der Pflege älterer Menschen mit den Problemen umgehen, mit denen wir uns konfrontiert sehen. Gleich zu Beginn möchten wir aber klarstellen, dass es bei den Problemen, die wir hier aufzeigen, um die Probleme geht, die wir selbst erleben. Man könnte auch sagen, dass wir uns in diesem Buch damit beschäftigen, wie wir die Probleme lösen können, mit denen wir konfrontiert sind, und nicht damit, wie die älteren Menschen zur Lösung unserer Probleme beitragen können. Meist lösen sie ihre Probleme selbst. Dabei bedienen sie sich nicht unbedingt der Mittel, die wir für angemessen halten. Tatsächlich greifen sie oft genug zu Mitteln, die zu problematischen Situationen führen und in denen rasches Handeln gefragt ist. Als Pflegende müssen wir uns jedoch der Tatsache bewusst sein, dass wir mehr Verantwortung tragen als diejenigen, die uns anvertraut sind, und das aus mehreren Gründen. Wir sind Profis. Sie sind es nicht. Daher ist es nur natürlich, dass wir die Verantwortung übernehmen. Und die Probleme, denen wir uns gegenübersehen, lassen sich nur lösen, wenn wir diese Verantwortung akzeptieren.

ZUSAMMENFASSUNG

Oft wird herausforderndes Verhalten als ein Problem desjenigen gewertet, der dieses Verhalten an den Tag legt. Im Grunde entstehen Probleme aber erst, wenn wir mit bestimmten Verhaltensweisen nicht umzugehen wissen. Um wirkungsvoll handeln zu können, müssen wir also verstehen, dass wir diejenigen mit dem Problem sind, wenn wir keine Methoden an der Hand haben, mit dem Verhalten umzugehen.

2 Menschen benehmen sich gut, wenn sie können

BEISPIEL

Eric

Eric geht immer wieder an den Kühlschrank, um sich etwas zu essen zu holen. Die Pfleger sehen darin ein großes Problem. Sie sind der Ansicht, dass es den anderen Bewohnern gegenüber rücksichtslos ist, weil Erics Hände schmutzig sind, wenn er in den Lebensmitteln herumsucht. Sie haben Eric immer wieder erklärt, dass er nicht an den Kühlschrank darf, und haben versucht, ihn während der Mahlzeiten in seinem Zimmer zu halten.

Auch heute kommt Eric jedoch wieder an und will in den Kühlschrank schauen. Alice, eine Pflegerin, die gerade in der Küche ist, sagt: „Ich kann Ihnen etwas zu essen besorgen." Eric steuert jedoch unbeirrt auf den Kühlschrank zu. Alice stellt sich davor, damit er nicht an die Tür kommt. „Nein, Eric. Ich habe Ihnen gesagt, dass Sie nicht an den Kühlschrank gehen dürfen." Er hört nicht auf Alice, sondern greift nach dem Griff an der Tür und zieht so heftig daran, dass Alice hinfällt. Bevor sie sich aufrappeln kann, tritt er sie. Alice ruft: „Das geht nicht, dass Sie Leute treten und schlagen, hören Sie?" Eric zerrt alles aus dem Kühlschrank, ohne sie zu beachten. Alice und die anderen Mitarbeiter fliehen aus der Küche und bringen sich in einem der Zimmer in Sicherheit. Eric stößt Möbelstücke um und schleudert sie durch die Küche. Nach einer Weile kehrt er jedoch in sein Zimmer zurück.

Später am Tag gibt es eine Dienstbesprechung, bei der die Mitarbeiter einstimmig der Meinung sind, dass Eric nicht auf ihre Station gehört und die Verwaltung dafür sorgen soll, dass er auf einer anderen Station untergebracht wird. Wenn das nicht geschieht, sollte ein weiterer Mitarbeiter rund um die Uhr auf Eric aufpassen, um die anderen Bewohner vor ihm zu schützen.

Fähigkeiten, Bedürfnisse und Erwartungen

Der Grundsatz „Menschen benehmen sich gut, wenn sie können" stammt aus der Feder von Ross W. Greene, einem amerikanischen Psychologen. Dieser Grundsatz ist wirklich ganz einfach. Wenn sich jemand gut benimmt, dann tut er es, weil er es kann. Wenn sich jemand nicht gut benimmt, dann, weil er es nicht kann, zumindest nicht in dieser Situation. In Erics Fall müssen sich die Pfleger fragen, welche Forderungen und Erwartungen sie an seine Fähigkeiten haben. In jeder Phase der oben beschriebenen Situation mit Eric spielen verschiedene komplexe und unausgesprochene Forderungen und Erwartungen eine Rolle, die erfüllt sein müssen, damit es Eric gelingt, sich „gut zu benehmen". Bei diesen impliziten Forderungen und Erwartungen handelt es sich um die folgenden:

- Eric sollte in der Lage sein, zu spüren, wann er Hunger hat. Es ist nicht ungewöhnlich, dass Menschen mit Demenz diese Fähigkeit verlieren.
- Selbst wenn er nicht spürt, ob er Hunger hat oder nicht, sollte er wissen, dass es nicht mehr lange dauert bis zur nächsten Mahlzeit. Die meisten von uns behalten die Essenszeiten entweder dadurch im Auge, dass wir auf die Uhr sehen, oder dass wir wissen, wann wir zuletzt gegessen haben. Eric kann weder das eine noch das andere. Er kann die Uhr nicht mehr lesen und weiß nicht, wie lange die letzte Mahlzeit zurückliegt.
- Er sollte wissen, dass der Kühlschrank nicht ihm gehört, sondern dass darin Essen für alle Bewohner aufbewahrt wird. Eric hat sein ganzes Erwachsenenleben in einem eigenen Haus mit einem eigenen Kühlschrank gelebt. Wenn ihm die Pfleger sagen, dass der Kühlschrank nicht ihm gehört, hat er es nach wenigen Minuten wieder vergessen. Sein Grundgedanke wird immer sein, dass der Kühlschrank ihm ebenso gehört wie das Essen darin. So ist er es gewohnt.
- Er sollte akzeptieren, dass die Pfleger die Entscheidungsgewalt haben. Eric hat sein ganzes Erwachsenenleben lang seine eigenen Entscheidungen getroffen und schließlich ist es sein Zuhause (er wohnt immerhin in diesem Haus). Um zu verstehen, dass die Pfleger entscheiden, wer an den Kühlschrank darf, müsste er sich daran erinnern, dass es nicht sein Kühlschrank ist.
- Er sollte in der Lage sein, abzuwarten, bis seine Bedürfnisse befriedigt werden. Die Fähigkeit, mehr oder weniger geduldig auf die Befriedigung von Bedürfnissen zu warten, variiert im Laufe des Lebens von Mensch zu Mensch. Dabei handelt es sich um eine frontale Funktion, also eine Fähigkeit, die vom Funktionieren des Frontallappens abhängt. Erics Demenzerkrankung hat unter anderem seine frontalen Funktionen in Mitleidenschaft gezogen. Das bedeutet, dass ein Bedürfnisaufschub nicht mehr möglich ist. Eric wird von Impulsen gesteuert und kann nur durch einen neuen Impuls aufgehalten werden, der stark genug ist, den ursprünglichen Impuls zu blockieren.
- Er sollte verstehen, dass die Pfleger da sind, um ihm zu helfen. Als Eric in die Küche kommt und Alice sich ihm in den Weg stellt, denkt er, dass sie versucht, ihn von seinem eigenen Essen fernzuhalten. Natürlich wird er in einer solchen Situation ärgerlich.

- Er sollte seinen Ärger unter Kontrolle halten, ohne dabei zu treten und handgreiflich zu werden. Auch bei dieser Erwartung geht es um eine sogenannte frontale Funktion. Eric war immer schon durchsetzungsstark und entsprechend intensiv fallen seine Reaktionen aus. Leider nehmen sie nun die Form von Schlägen und Tritten an.
- Er sollte seine Affekte so weit unter Kontrolle haben, dass er nicht die Beherrschung verliert und mit Möbelstücken um sich wirft. Damit ist die Fähigkeit gemeint, sich zu beruhigen und ruhig zu bleiben. In der frühen Kindheit haben wir alle eine schwache Affektkontrolle, doch ungefähr ab dem fünfzehnten Lebensjahr sind die meisten von uns in der Lage, unsere Affekte so weit unter Kontrolle zu halten, dass wir nicht völlig die Beherrschung verlieren. Auch hierbei handelt es sich um eine frontale Funktion. Leider führt Erics Demenzerkrankung dazu, dass er seine Affekte nicht mehr so gut im Griff hat wie früher.
- Er sollte sich der Botschaft widersetzen können, die der Kühlschrank aussendet. Auf Eric übt der Kühlschrank eine ungemeine Anziehung aus, wie es bei demenziell veränderten Menschen nicht ungewöhnlich ist. Das bedeutet, dass er, wenn er einen Kühlschrank sieht oder jemand einen Kühlschrank erwähnt, ihn unbedingt aufmachen muss.

Normalverteilung

Die meisten menschlichen Eigenschaften sind „normalverteilt“. Das trifft auf Merkmale wie Körpergröße, Gewicht, Intelligenz, Aufmerksamkeit und soziale Kompetenz ebenso zu wie auf bestimmte Fähigkeiten, etwa die Fähigkeit, Strukturen zu schaffen, zu warten und vieles andere. Die Normalverteilung wird oft mithilfe einer Kurve dargestellt (siehe Abbildung 2.1).

Wie man an der Abbildung erkennen kann, liegen die Eigenschaften der meisten Menschen im Durchschnittsbereich. Je weiter wir uns vom Durchschnitt entfernen, egal in welche Richtung, desto weniger Menschen treffen wir an. Im Zusammenhang mit der Körpergröße ist das leicht nachzuvollziehen, dasselbe gilt jedoch auch für Fähigkeiten wie Affektkontrolle, soziale Kompetenzen, Aufmerksamkeit, Tatkraft und Unternehmungsgeist. Wenn eine Person bei einer dieser Fähigkeiten unterdurchschnittliche Werte erzielt, steigt die Wahrscheinlichkeit, dass sie als krankhaft eingestuft wird. Allerdings ist der Übergang zwischen Diagnose und Normalität fließend. Das bedeutet, dass es in einer Gesellschaft Menschen gibt, die die Anforderungen des Alltags problemlos bewältigen, während andere ganz gut klarkommen, wieder andere es gerade so schaffen und einige wenige große Schwierigkeiten haben, den Kopf über Wasser zu halten.

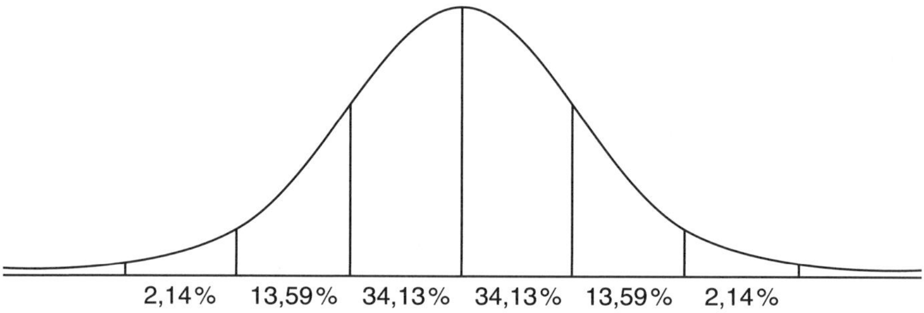

Abb. 2.1: Die Normalverteilungskurve

Manche Merkmale eines Menschen werden von einer Demenzerkrankung gar nicht beeinflusst (etwa die Körpergröße oder die Stimmkraft). Andere Eigenschaften sind jedoch dramatischen Veränderungen unterworfen. Dazu gehören vor allem Fähigkeiten, die wesentlich vom Großhirn unterstützt werden. Wir wissen, dass die Eigenschaften oder Merkmale, die besonders auf das Funktionieren komplexer kognitiver Prozesse angewiesen sind, am meisten in Mitleidenschaft gezogen werden. Dazu zählt etwa die Fähigkeit zu denken, während man sich erinnert, und die Fähigkeit, die Aufmerksamkeit aufrechtzuhalten. In dem Maße, wie Ihr Erinnerungsvermögen nachlässt, lässt auch Ihre Fähigkeit nach, mit Stress und schwierigen Situationen umzugehen, und das trifft vor allem auf Menschen mit Demenz zu. Daher ist die Fähigkeit der Affektkontrolle (d. h. mit schwierigen Situationen umgehen, ohne die Beherrschung zu verlieren), bei einem 80-Jährigen im Durchschnitt geringer ausgeprägt als bei einem 30-Jährigen. Daraus folgt, dass es mehr 80-Jährige als 30-Jährige gibt, die nicht in der Lage sind, allein in der Gesellschaft zurechtzukommen.

Die Überlegung, dass jeder Mensch sein ganz eigenes Fähigkeitsprofil hat, steht im Mittelpunkt der gesamten Philosophie, auf der dieses Buch gründet. Alle, die in der Pflege älterer Menschen arbeiten, müssen diese Grundidee beim Umgang mit verschiedenen Verhaltensweisen in Betracht ziehen. Wenn wir von herausforderndem Verhalten sprechen, meinen wir sowohl jene Menschen, die das Potential haben, die von den Pflegern an sie gerichteten Erwartungen zu erfüllen, als auch jene, die dieses Potential nicht haben. Die Ursache für die Unfähigkeit, die Erwartungen und Forderungen zu erfüllen, kann in Defiziten bei verschiedenen Kombinationen von Fähigkeiten liegen. Demenz, Stress, alltägliche Beziehungen zu anderen Menschen oder ein Gefühl der Unsicherheit können ebenso ursächlich sein wie die Tatsache, dass grundlegende psychische Bedürfnisse nicht erfüllt sind. Es geht also nicht um die Absicht, sich zu benehmen, oder darum, ob jemand gute Manieren hat oder nicht.

Forschungen haben gezeigt, dass wir mit Greenes Grundsatz „Menschen benehmen sich gut, wenn sie können“ als Ausgangspunkt einfach effizienter arbeiten. Im nächsten Kapitel gehen wir näher darauf ein. Aber zunächst sehen wir uns an, was dieses Prinzip für die alltägliche Arbeit mit herausforderndem Verhalten bedeutet.

Herausforderndes Verhalten ist ein Teil des täglichen Lebens

Jeder, der in der Pflege mit älteren und demenziell veränderten Menschen zu tun hat, wird bei seiner täglichen Arbeit mit Situationen konfrontiert, die außer Kontrolle geraten. So ist es eben. Wir neigen dazu, herausforderndes Verhalten als eine Abweichung von der Norm zu werten, aber eigentlich wäre es viel besser und effizienter, wenn wir anfangen könnten, es schlicht als einen Teil das Alltags zu verstehen. Wenn wir den Mut aufbringen, diese Verhaltensweisen genau zu betrachten, ihnen einen Platz einzuräumen und damit umzugehen, statt mit Zurechtweisungen zu arbeiten und mehr Medikamente einzufordern, wären wir wesentlich effizienter und kompetenter.

Immer, wenn wir uns einer aus dem Ruder gelaufenen Situation gegenübersehen, sollten wir uns also hinsetzen und überlegen, was schiefgegangen ist. Eine genaue Betrachtung der Abfolge der Ereignisse wird uns zeigen, wo wir zu hohe Erwartungen hatten. Allerdings sollten wir uns nicht damit zufriedengeben, nach Dingen zu suchen, die der Mensch, der ein herausforderndes Verhalten an den Tag gelegt hat, hätte anders machen sollen. Wenn wir nicht nach den Ursachen für dieses Verhalten forschen, stehen wir in einer ähnlichen Situation wieder vor demselben Problem.

Forderungen und Erwartungen

Wir müssen uns also hinsetzen und uns Gedanken über unser eigenes Verhalten machen. In erster Linie sollten wir uns ansehen, welche Erwartungen wir an einen bestimmten Menschen stellen, und diese Erwartungen mit seinen tatsächlich vorhandenen Fähigkeiten abgleichen, vor allem, wenn es sich um einen demenziell veränderten Menschen handelt. Das Verhalten dieses Menschen ist dann nicht so schwer zu verstehen. Wenn sich jemand negativ verhält, können wir davon ausgehen, dass wir irgendetwas falschgemacht haben. Zugegeben: Es ist nicht einfach, uns selbst und unsere Rolle als Pfleger in Bezug auf die Menschen, mit denen wir arbeiten, kritisch zu betrachten. Gleichzeitig ist es ungeheuer wichtig, genau das zu tun, wenn wir nicht ein und dieselbe Situation immer und immer wieder erleben wollen. Denn alle Verhaltensweisen, die unsere Klienten an den Tag legen, stehen im Zusammenhang mit ihrer Umgebung, entweder in unmittelbarer Interaktion mit uns als Pflegenden, oder in Interaktion mit den physischen Rahmenbedingungen, die wir für sie schaffen. Um eine langfristige und solide Basis für Einschätzung und Planung in Bezug auf herausforderndes Verhalten zu erhalten, sollten wir über die Erwartungen und Forderungen nachdenken, die wir an die Fähigkeiten älterer Menschen stellen:

- *Die Fähigkeit, in komplexen Situationen Ursache und Wirkung zu ermessen.* Sie ist nötig, um die Konsequenzen des eigenen Handelns abschätzen zu können, aber auch, um ganz allgemein eine Vorstellung zu entwickeln, was wahrscheinlich passieren wird. Menschen, die in diesem Punkt Schwierigkeiten haben, brauchen mehr Struktur und Vorhersehbarkeit als andere. Manche Menschen (fast 20% der Bevölkerung) haben ihr Leben lang Probleme mit dieser Funktion. Es handelt sich dabei um eine komplexe Fähigkeit, die Menschen bei einer Demenzerkrankung bald einbüßen.
- *Die Fähigkeit, Aktivitäten zu beginnen, zu strukturieren, zu planen und durchzuführen.* Dies sind klassische frontale Funktionen, die bei einer Demenz oft beträchtliche Defizite aufweisen. Außerdem hängt diese Fähigkeit von einem funktionierenden Erinnerungsvermögen und davon ab, dass man weiß, was man tut, wie weit man vorangekommen ist und wann man fertig ist. Man kann von Menschen mit Demenz nicht erwarten, dass sie Aktivitäten organisieren, planen und durchführen. Vielmehr brauchen sie Hilfe in der Form einer Struktur, die sie nachvollziehen und auf die sie sich verlassen können, oder mit der wir sie begleitend unterstützen.
- *Die Fähigkeit, eine konkrete Aktion durchzuführen.* Viele Menschen mit Demenz leiden an Apraxie. Das heißt, dass praktische Fertigkeiten und die Fähigkeit, Aktionen durchzuführen, automatisch verschwinden. Plötzlich können sie sich nicht mehr anziehen, weil sie die Hemdknöpfe nicht mehr zubekommen oder nicht mehr wissen, in welcher Reihenfolge sie vorgehen sollten. Kommt die Unterwäsche zuerst oder zuletzt?
- *Die Fähigkeit, Sinneseindrücke zu verarbeiten und die Welt zu verstehen.* Man neigt leicht zu der Annahme, dass Menschen mit Demenz die Welt so wahrnehmen wie alle anderen. In Wahrheit fällt es ihnen aufgrund der Gehirnschäden oftmals schwer, zu verstehen, zu erkennen und zu deuten, was sie sehen und hören. Dadurch kommt es im Alltag zu Fehlinterpretationen. So kann es passieren, dass eine Zahnbürste für eine Haarbürste gehalten wird. Außerdem verkümmern die Sinne, was zu einer weiteren Einschränkung dieser Fähigkeit führt.

- *Die Fähigkeit, zu verstehen, was andere sagen.* Die Demenz schwächt diese Fähigkeit oft. Manchmal ist es offensichtlich, dass die Sprachfertigkeiten verloren gegangen sind. Dann müssen wir auf nonverbale Kommunikation zurückgreifen. Bisweilen werden wir jedoch in die Irre geführt und neigen zu übergroßen Erwartungen, z.B. bei einem sozial kompetenten Menschen, der es schafft, mithilfe von Plattitüden eine ganze Unterhaltung zu bestreiten. Es kann sein, dass er immer wieder dieselben zehn Sätze verwendet („Ja, das stimmt", „Nun, dann ist ja gut", „Was Sie nicht sagen"). Dabei versteht er aber nicht wirklich, worüber geredet wird.
- *Die Fähigkeit, sich verbal auszudrücken.* Meist hören wir auf das, was die Menschen sagen, nicht wie sie es sagen. Wenn ein demenziell veränderter Mensch Schwierigkeiten hat, sich auszudrücken, machen wir uns vielleicht nicht die Mühe, überhaupt mit ihm zu sprechen. Möglicherweise halten wir ihn für wenig gesellig, weil er nur „Ja" oder „Nein" sagt, stellen aber bei näherem Hinsehen fest, dass er nicht in der Lage ist, sich auszudrücken.
- *Die Fähigkeit, sich beim Denken zu erinnern.* Diese Fähigkeit nennt man auch das Arbeitsgedächtnis. Die meisten Menschen mit Demenz sind nicht in der Lage, sich an etwas zu erinnern und gleichzeitig die Informationen in ihrem Kopf zu verarbeiten. In diesem Fall sind gesprochene Anweisungen nutzlos. Stattdessen müssen wir sie während einer Aktivität ununterbrochen unterstützen, durch persönliche Hilfestellung, Listen oder dergleichen. Auch die gleichzeitige Stimulation mehrerer Sinne kann hilfreich sein, wenn wir dem demenziell veränderten Menschen z.B. sagen, dass er gleich duschen wird (Hörsinn), und gleichzeitig ein Handtuch hochhalten (Sehsinn). Eine andere Möglichkeit ist es, durch das Anbraten von etwas Bacon einen starken Essensgeruch erzeugen, wenn es Zeit fürs Mittagessen ist. Auch wenn Bacon an diesem Tag nicht auf der Speisekarte steht.
- *Die Fähigkeit, schnell zu denken.* Die meisten Menschen mit Demenz haben eine geringe Verarbeitungsgeschwindigkeit und können sich daher immer nur auf eine Sache in ihrem Tempo konzentrieren. Wenn wir einem Menschen mit Demenz zeigen, was er tun soll, müssen wir uns an seine Geschwindigkeit anpassen, um sicherzustellen, dass er folgen kann.
- *Die Fähigkeit, die Aufmerksamkeit zu teilen.* Für einen Menschen mit Demenz kann es schwierig sein, zu hören, was wir ihm sagen, wenn gleichzeitig der Fernseher läuft, weil er sich nur jeweils auf eine Sache konzentrieren kann.
- *Die Fähigkeit, sich zu erinnern und zu lernen.* Obwohl wir mit Menschen mit eingeschränktem Erinnerungsvermögen arbeiten, erwarten wir seltsamerweise oft von ihnen, dass sie sich genau an das erinnern, was wir gesagt haben, oder Dinge lernen, die sie vor ihrer Erkrankung nicht beherrscht haben. Die meisten Menschen mit Demenz können sich nicht erinnern, was gestern

passiert ist oder was für das Wochenende oder die kommende Woche geplant ist. Bis zu einem gewissen Maße können sie diese Defizite ausgleichen, wenn wir ihrem Körper die Möglichkeit geben, unterbewusst zu lernen, indem wir z. B. immer denselben Weg zur Tagespflege nehmen. Den Weg mit dem Körper zu erinnern, heißt nicht, dass sie jemand anderem zeigen können, wie man zum Tagespflegezentrum kommt. Es handelt sich nicht um bewusstes Wissen. Auf diese Weise können wir jedoch physisches Wissen nutzen, damit ihr Alltag für sie funktioniert. Wir können sogar eine Aktion (die in der physischen Erinnerung verankert ist) wie den Toilettengang anstoßen, indem wir ihnen die Toilette zeigen.

- *Die Fähigkeit, Impulsen zu widerstehen.* Viele Menschen mit Demenz reagieren unmittelbar auf das, was aktuell passiert, und sind einfach nicht in der Lage, eine Reaktion zu unterdrücken, sobald der Impuls wahrgenommen wird. Wir müssen daher überlegen, welche Impulse wir nicht nur durch Regeln, sondern auch durch die Art geschaffen haben, wie wir Menschen behandeln. Ein Verbot gibt oft den Impuls, ausgerechnet das Verbotene zu tun.
- *Ausdauer.* Manchen Menschen fällt das Abwarten sehr viel schwerer als anderen. Sie haben auch Schwierigkeiten mit Dingen, die längere Phasen der Konzentration erfordern. Das liegt zum Teil daran, dass die Konzentrationsfähigkeit bei einer Demenzerkrankung stark leidet, und zum Teil daran, dass die Fähigkeit des Bedürfnisaufschubs vermindert ist. Mit dem Fortschreiten der Demenz ist die Fähigkeit, zu warten, zunehmend beeinträchtigt. Warten kann also sehr schwierig sein.
- *Die Fähigkeit, flexibel zu sein oder sich schnell an eine neue Situation anzupassen.* Den meisten Menschen ist es am liebsten, wenn alles so bleibt, wie es ist. Manche demenziell veränderte Menschen finden es jedoch extrem schwierig, sich auf Veränderungen einzustellen, auch wenn diese Veränderungen notwendig sind, und selbst, wenn wir meinen, dass sie in der Lage sein sollten, damit zurechtzukommen. Menschen mit verminderter Flexibilität geraten öfter als flexiblere Menschen in Konfliktsituationen mit anderen.
- *Die Fähigkeit, die Gedanken, Gefühle und Handlungen anderer abzuschätzen: die sogenannte soziale Kompetenz.* Die Fähigkeit, zu erkennen, welchen Anteil sie an problematischen Situationen haben, geht demenziell veränderten Menschen bisweilen ebenso verloren wie die Fähigkeit, zu verstehen, wie andere Menschen Situationen und Handlungen wahrnehmen. Daher fällt es ihnen oft schwer, die Absichten anderer einzuschätzen. Sie wissen einfach nicht, was wir wollen. Die frontotemporale Demenz wirkt sich spürbar auf die soziale Kompetenz aus. Auch bei anderen Formen der Demenz treten Probleme mit der Sozialkompetenz auf, doch in vielen Fällen hatte der Betroffene möglicherweise von vornherein nur eingeschränkte soziale

Fähigkeiten. Leider sind bei einem Umzug in ein Pflegeheim, wo man auf recht engem Raum mit vielen anderen Menschen zusammenlebt, gerade die sozialen Kompetenzen besonders gefordert. Bei Menschen mit Demenz können in einer solchen Situation herausfordernde Verhaltensweisen entstehen. Bei vielen Menschen bleiben die sozialen Fähigkeiten jedoch voll funktionsfähig. Oft sind dies sogar die einzigen Fähigkeiten, die bei fortschreitender Demenz erhalten bleiben. Dadurch können sie an gemeinschaftlichen Aktionen teilnehmen und sich daran freuen, allerdings können ihre wahren Probleme auf diese Weise jedoch auch verschleiert werden.

- *Die Fähigkeit, Empathie zu empfinden und die Perspektive eines anderen Menschen zu verstehen.* Dass diese Fähigkeit bei Menschen mit Demenz häufig eingeschränkt ist, kann die unmittelbare Folge der Schäden am Gehirn sein, die die Demenz anrichtet. Allerdings haben die Betroffenen große Mühe, mit sich selbst zurechtzukommen, sodass es nicht verwundert, wenn sie Probleme haben, mit anderen zurechtzukommen. Eine Situation von der Warte eines anderen aus zu betrachten, ist ein äußerst komplexer Vorgang, der einem geschädigten Hirn oft nicht mehr möglich ist. Trotzdem erwarten wir immer wieder, dass diese Menschen verstehen, wenn wir ihnen erklären, dass wir auch für andere Bewohner auf der Station sorgen oder dass sie eine Weile warten müssen, weil wir viel zu tun haben. Vielleicht ist das Gebot der Rücksichtnahme anderen gegenüber so sehr in uns verankert, dass es uns provokant oder unsozial erscheint, wenn sich jemand nicht rücksichtsvoll verhält. Es ist jedoch weder auf Selbstsucht noch auf Boshaftigkeit zurückzuführen, wenn es Menschen mit Demenz nicht gelingt, sich in jemand anderen hineinzuversetzen. Es sind die Schäden am Gehirn, die es ihnen unmöglich machen, sich „richtig" zu verhalten.
- *Die Fähigkeit, mit Stress umzugehen.* Menschen können unterschiedliche Mengen an Stress ertragen. Allgemein lässt sich sagen, dass wir empfindlicher auf Stress reagieren, je älter wir werden. Bei einer Demenzerkrankung intensiviert sich diese Tendenz oft.
- *Die Fähigkeit, Ja zu sagen.* Es mag sich seltsam anhören, aber manche Leute sagen zu fast allem im Leben Ja, andere dagegen sagen vorwiegend Nein. Dabei handelt es sich um eine persönliche Eigenart, an der sich kaum etwas ändern lässt. Wenn ein Mensch mit Demenz Schwierigkeiten hat, Ja zu sagen, dann müssen wir ihn stärker einbinden, indem wir ihm z. B. mehrere Möglichkeiten zur Wahl anbieten oder Fragen immer wieder anders stellen, sodass wir ein Gefühl dafür bekommen, was er will. Bei einer Demenzerkrankung ist das Risiko größer, dass ein Mensch Nein sagt, weil wir oft Nein sagen zu Dingen, die wir nicht verstehen. Wir müssen uns daher diese Neins genauer ansehen, indem wir unsere Fragen mehrmals neu formulieren. Der

Betroffene sagt vielleicht Nein, weil er etwas wirklich nicht will (und übt damit sein Recht auf Selbstbestimmung aus), aber es kann auch sein, dass er die Frage nicht richtig versteht. Wenn jemand lange braucht, um Dinge gedanklich zu verarbeiten, könnte es hilfreich sein, ein und dieselbe Frage mehrmals zu stellen. Das gibt ihm Zeit, nachzudenken.
- *Die Fähigkeit, Affekte unter Kontrolle zu halten.* Bei dieser Fähigkeit geht es darum, wie wir es schaffen, uns zu beruhigen oder ruhig zu bleiben. Sie ist von Mensch zu Mensch unterschiedlich stark ausgeprägt, wird besser, je weiter wir uns von unseren Kindertagen entfernen, und nimmt im Laufe unseres Erwachsenenlebens wieder ab. Vor allem bei Menschen mit Schäden an den Frontallappen lässt sie kontinuierlich nach. Es ist wichtig, zu verstehen, dass es sich hierbei nicht um eine Willensanstrengung handelt, sondern um eine Fähigkeit. Niemand will die Kontrolle über seine Gefühle verlieren.

Es ist wichtig, dass wir uns all der oben aufgelisteten Fähigkeiten bewusst sind. Außerdem müssen wir die Forderungen und Erwartungen an die Menschen mit Demenz herunterschrauben. Wir können nicht davon ausgehen, dass sie jeden Tag, jede Stunde das gleiche Fähigkeitsniveau aufweisen. Wozu sie fähig sind und was wir von ihnen erwarten können, hängt unter anderem von der Tageszeit und dem Stressniveau ab.

Ob das Mantra von Ross Greene, „Menschen benehmen sich gut, wenn sie können", zutrifft, lässt sich nicht mit letztendlicher Gewissheit sagen. Aber es hilft, und das reicht uns. Wenn alle so denken, die in der Altenpflege und der Pflege bei Demenz arbeiten, werden die Konfliktsituationen deutlich seltener auftreten und die Menschen, mit denen wir arbeiten, werden zufrieden sein und wachsen, während wir als Pfleger eine größere Befriedigung in unserem Beruf erfahren. Um dorthin zu gelangen, müssen wir uns an die Fähigkeiten eines jeden Einzelnen anpassen. Das bedeutet nicht zwangsläufig, dass wir mehr Mitarbeiter brauchen, sondern vielmehr, dass wir unsere Arbeit vom Individuum ausgehend planen müssen.

ZUSAMMENFASSUNG

Wenn ein Mensch mit Demenz herausfordernde Verhaltensweisen zeigt, liegt es meist daran, dass unsere Erwartungen an seine Fähigkeiten zu hoch sind. Um herausforderndes Verhalten einzudämmen, müssen wir also herausfinden, wo wir mit unseren Erwartungen falschliegen, denn Menschen mit Demenz versuchen immer, ihr Bestes zu geben.

3 Menschen tun immer das, was ihnen sinnvoll erscheint

BEISPIEL

Anna

Anna lebt seit fünf Jahren im Pflegeheim. Im Verlauf des vergangenen Jahres hat ihr Erinnerungsvermögen merklich nachgelassen. Die Mitarbeiter sind es gewohnt, dass sie die Zimmer anderer Bewohner aufsucht. Normalerweise geht Anna widerstandslos mit den Pflegern, wenn sie sie dazu auffordern.

An diesem Nachmittag wird die Pflegeassistentin Susan zu Bills Zimmer gerufen. In der Tür trifft sie auf Bills Tochter. „Es ist ein Skandal, dass Sie die Bewohner nicht besser unter Kontrolle haben. Da liegt eine fremde Frau im Bett meines Vaters, und wenn Sie sie nicht sofort da rausholen, werde ich mich beschweren."

Susan geht zum Bett und zerrt Anna am Arm. „Anna, das ist nicht Ihr Bett", sagt sie. „Sie können nicht hier liegen bleiben. Stehen Sie sofort auf, sonst wird Bill sehr böse." Anna entwindet sich ihrem Griff und sagt: „Lass mich in Ruhe, du dumme Gans. Ich bin müde und das ist mein Mann. Geh weg." Susan holt eine Kollegin zu Hilfe. Gemeinsam packen sie Anna und bringen sie aus dem Zimmer.

Aktionen, die einen Sinn ergeben

Wir Menschen tun immer das, was uns gerade sinnvoll erscheint, gleichgültig, ob wir demenziell verändert sind oder nicht. Sinn entsteht durch das Abwägen von Eindrücken und Erinnerungen. So macht Anna es auch. Räumliche Beziehungen sagen ihr nichts mehr – ein weitverbreitetes Merkmal bei Alzheimer-Demenz. Wenn sie ein Zimmer wie das von Bill betritt, orientiert sie sich darin, so gut es geht. Sie erschafft einen Sinn und macht sich die Situation verständlich, denn das ist es, was wir Menschen machen. Der Sinn, den sie sich zusammenreimt, suggeriert ihr vermutlich, dass sie mit ihrem Mann zu Hause ist. Dieser Gedanke ist gar nicht abwegig, immerhin hat sie jahrelang mit ihm zusammengelebt. Die Situation ist ihr also vertraut. Susan und ihre Kollegen wissen nicht, was Bill davon hält, aber seine Tochter ist offenkundig nicht damit einverstanden. Annas Verhalten ergibt für sie keinen Sinn. Auch die Heimmitarbeiter können nicht nachvollziehen, was in der Bewohnerin vorgeht. Also bittet Susan Anna erst, das Zimmer zu verlassen, und als sie sich weigert, holt sie ihre Kolleginnen und bringt sie gegen ihren Willen hinaus.

Für Anna ergibt das alles keinen Sinn. Sie befindet sich in einer sinnvollen und vertrauten Situation und ist überzeugt, dass sie mit ihrem gleichaltrigen Mann zu Hause im Bett liegt. Als Susan sie bittet, das Zimmer zu verlassen, denkt Anna, dass sie sie aus ihrem eigenen Haus werfen will. Natürlich wehrt sie sich, denn dieser Widerstand ergibt für sie einen Sinn.

Wir alle tun das, was in einer bestimmten Situation einen Sinn ergibt. Wenn wir eine Bodenschwelle auf der Fahrbahn sehen oder wenn die Straße eine enge Kurve beschreibt, fahren wir langsamer, als wenn die Strecke überschaubar und eben vor uns liegt. Meist denken wir gar nicht darüber nach. Man könnte auch sagen, dass unser Verhalten im Verkehr von der Straße diktiert wird.

Sich aus einer Situation zurückzuziehen, die unsere Fähigkeiten übersteigt, ist nicht nur vollkommen normal, sondern ist auch das Sinnvollste, was man tun kann. Ebenso ergibt es einen Sinn, dass sich Anna in der vertrauten und daher sinnhaften Situation wohlfühlt, in der sie mit einem gleichaltrigen Mann im Bett liegt.

Bei Sinn und Bedeutung geht es nicht ums Verstehen. Viele Pfleger sind der Ansicht, dass sie das Verhalten der Bewohner einfach dadurch ändern können, dass sie mit ihnen reden. Diese Ansicht teilen wir nicht. „Sie sehen doch sicher ein, dass …“ ist kein guter Ansatzpunkt, wenn ein Mensch in einer komplexen Situation nicht in der Lage ist, Ursache und Wirkung abzuschätzen. Es ist auch nicht sinnvoll, dass ein Heimmitarbeiter einem Bewohner erklärt, warum er gerade keine Zeit hat, ihm zu helfen, wenn dieser Bewohner kaum noch in der Lage ist, Dinge von der Warte eines anderen zu betrachten.

Welche Regeln sollten wir haben?

Herausforderndes Verhalten entsteht häufig, wenn jemand sich nicht an die Regeln hält. Das kann sehr provozierend sein, denn das Gebot, Regeln zu befolgen, ist tief in uns verwurzelt, und oft ist unsere erste Reaktion auf ein Problem, eine neue Regel einzuführen. Bei eingehender Betrachtung stellen wir jedoch fest, dass wir auch nicht alle gesellschaftlichen Regeln einhalten. Wir befolgen die Regeln, deren Sinn wir einsehen. Mit Regeln, deren Sinn wir nicht verstehen, haben wir Probleme.

Vor allem im Straßenverkehr kann man das beobachten. In einem alten Auto halten wir die Geschwindigkeitsbegrenzung wahrscheinlich eher ein als in einem neuen Wagen, in dem man die Fahrgeschwindigkeit nicht so deutlich spürt. Und möglicherweise gehen wir bei Rot über die Straße, wenn kein

Verkehr herrscht. Vergleichbar dazu befolgen demenziell veränderte Menschen die Regeln, die einen Sinn ergeben, und mogeln bei denen, die keinen Sinn ergeben.

Regeln über das Rauchen sind problematisch. In vielen Pflegeheimen ist das Rauchen in Gemeinschaftsräumen verboten, doch für jemanden, der sein Leben lang geraucht hat und glaubt, dass er sich in seinem eigenen Haus befindet, ergibt diese Regel keinen Sinn. Wenn die Mitarbeiter fordern, dass sich ein solcher Bewohner an das Rauchverbot hält, sind tägliche Konflikte vorprogrammiert. Für die Raucher unter den Bewohnern gefährdet eine solche Situation das, was wir als das Bündnis zwischen Pflegern und Bewohnern bezeichnen und die Grundlage aller Aspekte von Pflege bildet.

Es ist daher ungeheuer wichtig, zu überlegen, welche Regeln in dem Heim herrschen sollen, in dem wir arbeiten, denn Regeln, die für Bewohner keinen Sinn ergeben, unterminieren die Qualität unserer Arbeit. Regeln, an denen wir nur festhalten, um unsere Autorität unter Beweis zu stellen, haben eine spürbar negative Wirkung sowohl auf das Bündnis zwischen Pflegern und Patienten als auch auf die Lebensqualität der Bewohner. Man sollte also die Regeln beibehalten, mit denen die demenziell veränderten Menschen aus ihrem Alltag vor der Erkrankung vertraut sind und die sie ohne Murren befolgen. Regeln, die nachweislich nicht funktionieren, müssen abgeschafft werden.

Um Regeln befolgen zu können, müssen Menschen mit Demenz lernen, sich an sie zu erinnern. Aber Menschen mit Demenz können nicht mehr gut lernen und auch ihr Erinnerungsvermögen hat nachgelassen. Also kann man festhalten, dass Regeln und Demenz ein schwieriges Thema sind.

Die physische Umgebung ist wichtig

Wenn wir mit Sinn und Sinnhaftigkeit als pädagogischem Prinzip arbeiten wollen, stehen uns einige einfache Mittel zur Verfügung. Es ist immer eine gute Idee, sich zunächst die physische Umgebung anzusehen. Herausforderndes Verhalten „wegzubauen" ist oft die preiswerteste Lösung. Damit meinen wir, dass es wichtig ist, einen gut funktionierenden physischen Rahmen zu schaffen und zu verstehen, wie sich die Milieugestaltung auf die sensorischen Bedürfnisse der Bewohner auswirkt.

- *Licht, Raum, Farben und Geräusche beeinflussen unser Wohlbefinden.* Weiches Licht ohne harte Kontraste lässt uns ruhiger werden. Aus diesem Grund ist es eine gute Idee, in Gemeinschaftsräumen und anderen Bereichen mit einem erhöhten Stresslevel die Lichtquellen so anzubringen, dass der Raum gleichmäßig ausgeleuchtet ist und keine verwirrenden Schattenspiele entstehen. Außerdem ist es wichtig, für die täglichen Verrichtungen genügend Bewegungsraum zur Verfügung zu stellen. Viele Konflikte ergeben sich aus räumlicher Enge, z.B. wenn wir jemanden zur Toilette begleiten oder ihm im Flur helfen, Mantel und Schuhe anzuziehen, wo nicht viel Platz ist. Großzügigere Raumplanungen reduzieren sowohl den Lärmpegel als auch das Konfliktpotential. Eine Tür, die sich nicht zuschlagen lässt, sondern sich geräuschlos schließt, trägt zur Beruhigung bei. Außerdem helfen weiche, eher gedämpfte Farben, das Stressniveau ganz allgemein zu senken. Dass man unnötigen Lärm vermeiden sollte, ist selbstverständlich. In vielen Altenpflegeheimen ist es ruhig und friedlich. Obwohl viele ältere Menschen nicht mehr gut hören, empfiehlt es sich, für ausreichenden Lärmschutz zu sorgen. Fast, aber nicht ganz zu hören, was jemand sagt, wird eher für Aufregung und Paranoia sorgen als gar nicht zu hören, dass jemand spricht, vor allem, wenn Sie nicht wirklich wissen, was vor sich geht oder wo Sie sind.

- *Unsere physische Umgebung steuert unser Handeln.* Die meisten Menschen gehen eher durch einen breiten Durchgang als durch einen schmalen und öffnen lieber eine hellfarbige Tür als eine in dunklen Farben. Und ein Echo verführt manche Leute dazu, umso mehr zu pfeifen. Das bedeutet, dass ein Pflegeheim eine gute, gedämpfte Akustik braucht (wenn wir auf eine friedliche Umgebung hinarbeiten) und dass man die Räume, die die Bewohner nicht betreten sollen, mit dunklen Türen abgrenzt. Die Räume, zu denen wir sie hinführen wollen, sollten breite, hellfarbige Türen haben. Eine breite Tür, die nach draußen führt und von der sich die Bewohner fernhalten sollen, kann man dadurch ein wenig verschleiern, dass man etwa eine Wandmalerei darauf fortsetzt. Viele Menschen mit Demenz haben Probleme, visuelle Eindrücke zu interpretieren. So kann es passieren, dass sie eine dunkle Fußmatte für ein Loch im Boden halten. Eine schwarze Fußmatte vor einer Tür, die für die Bewohner tabu sein soll, könnte daher eine gute Idee sein.
- *Die Anforderungen an die physische Umgebung, in der Menschen mit Demenz leben, sind höher.* Es ist wichtig, dass sich die demenziell veränderten Bewohner leicht zurechtfinden. Bei Alzheimer-Demenz ist die Fähigkeit, räumliche Beziehungen zu begreifen, stark beeinträchtigt, bei anderen Formen der Demenz ist die Beeinträchtigung nicht ganz so ausgeprägt, aber zweifelsohne vorhanden. Diese Menschen haben Schwierigkeiten, zu verstehen, wo sie sind, und wissen nicht, wie sie zu dem Raum oder dem Ort kommen, den sie ansteuern wollen. Wenn Gebäude übersichtlich gestaltet sind und sie sehen können, wohin sie gehen, ist das eine große Hilfe. Statt verschachtelter Flure, die sich womöglich über mehrere Etagen erstrecken, sollten klare Sichtachsen und Wege ohne Hindernisse geschaffen werden. Dabei

empfiehlt es sich, die Umgebung so heimelig und freundlich zu gestalten, wie es eben geht. Allzu große Räume können überwältigend wirken und auch auf Glaswände oder Glastüren sollte man verzichten und sich stattdessen auf die übliche Fenstergröße beschränken. Glasabtrennungen, die bis zum Boden reichen, werden von Menschen mit Demenz oft als Türrahmen missverstanden. Auch Türen sollten daher nur bis zur normalen Fensterhöhe verglast sein.

- *Eine vertraute Umgebung wirkt sich positiv aus. Altenpflegeheime sind Arbeitsstätten.* Folglich sind sie oft so möbliert, dass sie leicht sauber zu halten sind. Wie ein Zuhause sehen sie nur selten aus, sondern gleichen eher einer Institution. Daher fällt es Menschen mit Demenz schwer, sich zu Hause zu fühlen, weil sie sich vermutlich eher in einem Krankenhaus oder einer öffentlichen Einrichtung wähnen. In den 1990er Jahren wurde ein Altenpflegeheim in Schweden mit Mobiliar aus den 1940ern eingerichtet und man stellte fest, dass sich diese Maßnahme positiv auf das Wohlbefinden der Bewohner auswirkte. Leider musste man aus Gründen der Hygiene und Alltagstauglichkeit zu dem praktischeren modernen Mobiliar zurückkehren. In Großbritannien haben erfinderische Mitarbeiter eines Pflegeheims versucht, das Problem dadurch zu lösen, dass sie Anknüpfungspunkte mit Wiedererkennungswert für die Bewohner schufen. Sie besitzen ein paar Autos aus den 1940er und 1950er Jahren, wie man sie auf den Straßen sah, als die Bewohner junge Erwachsene waren. Wenn jemand unruhig wird, macht ein Mitarbeiter eine Spritztour mit ihm. Das hilft normalerweise. Um mit der Zeit zu gehen, haben sie nun auch einige Autos aus den 1960er und 1970er Jahren angeschafft. Im Pilehuset, einer stationären Pflegeeinrichtung für demenziell veränderte Menschen in Kopenhagen, gibt es im Keller eine Einkaufsstraße. Der Boden des Korridors ist schwarz angestrichen, weiße Linien markieren die Fahrbahn und Bürgersteige. Die Räume haben aufgemalte Schaufenster. Hier können die Bewohner Limonade, Kekse und Kuchen in Mrs Hansens Keller kaufen, in Schous Drogerie gibt es Hygieneartikel, im „Rattenloch" können sie sich hinsetzen und Bier trinken, sie können das Spielzeugmuseum besuchen oder Spiel- und Bastelmaterialien an der Leihstation abholen. Die Mitarbeiter müssen sich alles, was sie für die diversen Aktivitätsangebote brauchen, in der Einkaufsstraße besorgen, die sie nur in Begleitung eines Bewohners betreten dürfen. Auf diese Weise entstehen Inseln der Vertrautheit für ältere Menschen.

Sinn schaffen durch Vorhersehbarkeit

Bei der Arbeit mit Sinn und Sinnhaftigkeit als pädagogischem Prinzip bietet sich die Vorhersehbarkeit als weiteres einfaches Mittel an. Beispielsweise haben viele Menschen mit Demenz kein Problem damit, ruhig und gelassen zu bleiben, wenn sie einen Überblick darüber haben, welche Aktivität ansteht und wie lange sie dauert. Bei denen, die keine Vorstellung mehr von Zeit haben, empfehlen sich Aktivitäten mit einem klar erkennbaren Endpunkt. Dass sie das Geschirr spülen sollen, bis alles sauber ist, ist leichter zu verstehen als die Aufforderung, zehn Minuten zu warten. Geschirrspülen ist eine vertraute, vorhersehbare und verständliche Aufgabe mit einem eindeutigen Ende.

Eine vertraute Arbeit ist aus sich heraus vorhersehbar. Tom Kitwood beschreibt z. B., dass demenziell veränderte Menschen, denen man einen Korb voller Handtücher hinstellt, oft beginnen, diese Handtücher zu falten, eine Tätigkeit, die für viele von ihnen zu den alltäglichen Verrichtungen gehört, wie sie sie ihr Leben lang erledigt haben. Dass fast jeder weiß, wie es geht, macht das Handtuchfalten nicht nur zu einer geeigneten Beschäftigung über einen längeren Zeitraum, sondern auch zu einer sinnvollen, bedeutsamen Aktivität für demenziell veränderte Menschen. Nicht, weil es sinnvoll für sie ist, dass am Ende ein Stapel gefalteter Handtücher dabei herauskommt – das ist nur für uns wichtig, die wir sie in die Schränke räumen müssen. Doch wenn die Welt eines Menschen lückenhaft und unberechenbar geworden ist, tut es gut, etwas Praktisches und Vertrautes zu machen.

Die meisten alten Menschen blicken auf ein langes Leben zurück, in dem ein Tag dem anderen glich. Die Fortsetzung dieser vertrauten Routine ist ein weiteres Beispiel, wie sich Vorhersehbarkeit schaffen lässt. Für die Situation mit Anna, die wir zu Beginn des Kapitels geschildert haben, könnte das heißen, dass sie um halb sechs Abendbrot isst, so wie sie es fast ihr ganzes Leben lang gemacht hat. Ihr Mitbewohner Charles dagegen isst lieber um sechs Uhr, weil er es so gewohnt ist. Wenn Anna bis sechs warten muss, wird sie unruhig und macht sich auf die Suche nach den Pflegern. Wenn Charles sein Abendbrot schon um halb sechs bekommt, bringt das vielleicht seinen ganzen Tag durcheinander. Halb sechs könnte für ihn genauso gut halb drei sein. Aber sechs Uhr als Abendbrotzeit ist vertraut und vorhersehbar.

Viele Menschen mit Demenz büßen ihr Zeitgefühl ein, doch das bedeutet nicht, dass sie das Bewusstsein für ihre gewohnten Nachmittagsaktivitäten verlieren. Daher können wir sehr wohl vage Zeitangaben dazu nutzen, ihnen eine Orientierung zu geben, indem wir z. B. einen Bewohner fragen: „Möchten Sie sich jetzt nach dem Mittagessen ein wenig hinlegen?“ Und wenn er nach einer halben Stunde wieder aufsteht: „In ungefähr einer Stunde gibt es den Nachmittagskaffee." Möglicherweise weiß der Bewohner nicht, wann eine Stunde vorbei ist, und wahrscheinlich vergisst er schon bald, was wir ihm sagen. Dennoch ist es beruhigend, zu hören, dass es bald Zeit für den Nachmittagskaffee ist, vor allem wenn er sich nach dem Mittagsschlaf nicht ganz sicher ist, ob es Morgen oder Abend ist.

ZUSAMMENFASSUNG

Menschen handeln nicht immer rational. Wir tun das, was uns in einer bestimmten Situation sinnvoll erscheint. Das heißt, dass unser Handeln ständig von den unterschiedlichsten Faktoren beeinflusst wird. Indem wir auf diese Faktoren einwirken, können wir das Verhalten eines Menschen ändern. Bei Menschen mit Demenz müssen wir besonders gründlich überlegen, welche Faktoren wir verändern.

4 Wer die Verantwortung übernimmt, kann etwas bewirken

BEISPIEL

Myrtle

Bei einer Dienstbesprechung sagt das Team, das jede zweite Woche die Abendschicht übernimmt, dass Myrtle eine Menge Ärger macht. Meist wirkt sie völlig aufgekratzt. Sie folgt ihnen auf Schritt und Tritt und geht sogar mit ihnen in die Zimmer der anderen Bewohner. Oft kommt es so weit, dass die Mitarbeiter ihre Arbeit nicht verrichten können. Die Abendschicht meint, die Tagschicht solle dafür sorgen, dass Myrtle sich beruhigt, bevor die Abendschicht beginnt, entweder durch Spaziergänge, die sie müde machen sollen, oder durch die Gabe von Beruhigungsmitteln. Eine lange Diskussion folgt. Die Mitarbeiter der Tagschicht sind nicht der Ansicht, dass es ihr Problem sei, weil Myrtle ihnen nicht aufgekratzt vorkommt, und außerdem haben sie keine Zeit, mit ihr spazieren zu gehen. Die zweite Gruppe der Abendschicht, die sich mit der ersten Gruppe abwechselt, berichtet, dass Myrtle ihnen nach dem Abendessen und dem letzten Kaffee des Tages gerne beim Geschirrspülen hilft. Wenn sie mit dem Spülen fertig ist, setzt sie sich hin, trinkt eine Tasse Kaffee und nickt ein. Die erste Gruppe der Abendschicht hält das für keine geeignete Lösung für die Wochen, in denen sie die Abendschicht übernimmt. Sie teilt sich die Arbeit anders ein und kann Myrtle keine besondere Aufmerksamkeit widmen.

Wer ist verantwortlich?

Im Jahr 1995 kam Bernard Weiner zu dem Schluss, wer die Verantwortung übernehme, könne etwas bewirken. Seine Erkenntnisse fanden vor allem Eingang in die Arbeitspsychologie, wo Konzepte *wie die selbstbestimmte Gestaltung des Arbeitsumfelds* eingesetzt wurden, um die Anzahl der Krankschreibungen zu reduzieren und die Zufriedenheit im Beruf zu steigern. Im Bereich der Altenpflege und der Pflege bei Demenz hat der Psychologe Dave Dagnan seine Ideen am weitreichendsten umgesetzt. Er hat sich ein wenig damit beschäftigt, wie Mitarbeiter, die ältere Menschen betreuen, ihr Verhalten wahrnehmen und wie die Ansichten der Mitarbeiter darüber, in welchem Maße die älteren Menschen ihr eigenes Verhalten kontrollieren können, die Wirksamkeit der von ihnen geleisteten Pflege beeinflussen. In dem oben beschriebenen Beispiel hat ein

Mitglied der Abendschicht das Gefühl, Myrtle sollte ruhig sein. Wenn sie nicht ruhig ist, ist es entweder die Schuld der Tagschicht (die sie nicht genug ermüdet hat) oder es ist Myrtles eigene Schuld (sie ist nicht müde genug und braucht daher Beruhigungsmittel).

Wenn wir so mit einer Situation umgehen und die Verantwortung auf den alten Menschen oder die Kollegen abwälzen, manövrieren wir uns selbst in eine Position der Machtlosigkeit. Und machtlose Mitarbeiter, die keine Möglichkeit sehen, etwas zu bewirken, stellen ein großes Problem dar. So wird es nicht gelingen, herausforderndes Verhalten zu reduzieren.

Bei seinen Forschungen hat Dave Dagan untersucht, was z. B. passiert, wenn Pfleger glauben, dass die alten Menschen absichtlich Ärger machen, statt anzunehmen, dass sie ihr Bestes versuchen, aber keinen Erfolg haben. Die Ergebnisse sind erstaunlich. Was das Beispiel von Myrtle betrifft, müssen wir erstens festhalten, dass die Abendschicht solche Situationen noch oft erleben wird, wenn sie Myrtle für ihr eigenes Verhalten verantwortlich macht. Zweitens fühlen sich die Mitarbeiter machtlos und sehen keine Möglichkeit, auf Myrtles Verhalten einzuwirken. Das heißt, dass sie täglich voller Angst zur Arbeit gehen und überlegen, wie schlimm es wohl heute werden wird. Es kann so weit kommen, dass es von Myrtle abhängt, ob die Abendschicht gut verläuft oder nicht. Unter solchen Umständen muss man mit einer Zunahme der Krankmeldungen rechnen. Auch das Wohlergehen der Bewohner ist gefährdet.

Wenn aber die Abendschicht zu der Erkenntnis käme, dass Myrtle zwar ihr Bestes versucht, dass die Situation für sie jedoch zu unstrukturiert ist, als dass sie sich orientieren könnte, dann könnten sie eine vertraute und verständliche Situation für sie schaffen. Auf diese Weise ließe sich eine ständige Wiederholung ein und derselben Situation verhindern. Gleichzeitig hätten die Mitarbeiter ein Mittel an der Hand, die Situation und im weitesten Sinne auch ihr Arbeitsumfeld zu gestalten. Das hieße: weniger Krankheitstage, geringerer Personalwechsel und eine bessere Lebensqualität für Myrtle und ihre Mitbewohner.

Statt Myrtle ein Beruhigungsmittel zu geben, sollten die Pfleger versuchen, herauszufinden, was sie selbst tun können, um ihr herausforderndes Verhalten einzudämmen. Sie könnten sich zum Beispiel die Lösung ansehen, die die Mitarbeiter des anderen Abendteams gefunden hat: Sie lassen sie das Geschirr spülen, eine Tätigkeit, die für sie einen Sinn ergibt und die ihr vertraut und verständlich ist. Sie sollten sich allerdings auch ihre eigene Rolle genauer ansehen: Warum fällt ihnen als Erstes das Beruhigungsmittel als Lösung ein, wenn sie bei der Arbeit mit Problemen konfrontiert werden? Wie können sie sich als Pfleger darin üben, in erster Linie ihre eigenen Handlungsmöglichkeiten auszuloten? Hier können wir denselben Gedankengang wie bei Eric ansetzen, der die Pflegerin Alice getreten und geschlagen hat, um an den Kühlschrank zu gelangen. Es ist leicht, zu sagen, was er hätte tun sollen, aber viel schwerer, ihn tatsächlich dazu zu bewegen. Er tut, was ihm in dieser Situation sinnvoll erscheint, und das ist Treten und Schlagen. Wenn Alice an dieser Situation etwas ändern will, muss sie herausfinden, was sie selbst tun kann, um die gewünschte Veränderung zu bewirken.

Bestrafung und Konsequenzen

Diese Denkweise mag provozierend erscheinen, da sie im Widerspruch zu den üblichen Vorstellungen von der Beziehung zwischen Pflegern und Menschen mit Demenz und den Machtverhältnissen zwischen ihnen steht. Ein Gegenargument könnte lauten: „Sollte er sich wirklich so verhalten dürfen? Sollte das nicht Folgen für ihn haben?“ Diese Fragen sind aus unterschiedlichen Gründen interessant. Erstens denkt wahrscheinlich niemand, dass es völlig in Ordnung ist, wenn Eric mit Möbeln um sich wirft oder Leute tritt, nicht einmal Eric selbst. In einer schwierigen Situation gibt er sich jedoch so viel Mühe, wie er kann. Was passiert, passiert eben. Und das ist es, was die Mitarbeiter verstehen müssen. Die Frage ist also, wie man das Risiko eindämmen kann, dass es wieder passiert. An diesem Punkt kommen die Konsequenzen ins Spiel. Viele Menschen nehmen an, dass man, wenn ein Fehlverhalten einmal negative Konsequenzen zur Folge hatte, dieses Fehlverhalten wahrscheinlich nicht wiederholt. Denn so glauben wir, dass es bei uns funktioniert. Von der psychologischen Warte aus betrachtet handelt es sich dabei um einen Lernprozess – falls es tatsächlich so funktioniert, wie wir uns das vorstellen. Eine solche Denkweise stößt bei einer Demenzerkrankung jedoch an Grenzen. Bei Demenz büßt man zahlreiche Fähigkeiten ein, auch die Fähigkeit, zu lernen. Selbst wenn die Methode im Umgang mit negativen Verhaltensweisen bei normalen Menschen funktioniert, funktioniert sie nicht automatisch auch für Menschen mit Demenz.

Außerdem gilt es zu bedenken, dass der Unterschied zwischen Bestrafung und effektiven Konsequenzen seit Jahren von Psychologen, Soziologen und Pädagogen diskutiert wird. Bei einer Betrachtung verfügbarer Forschungen fällt eigentlich nur ein interessanter Faktor auf: Wenn jemand eine negative Konsequenz als Bestrafung versteht, wird sich das problematische Verhalten eher verstärken als verringern. Will sagen: Nicht das, was tatsächlich passiert, ist wichtig, sondern wie der Mensch es wahrnimmt. Die Konsequenzen, an die wir uns erinnern und die uns das Gefühl geben, uns zu helfen, sind nicht diejenigen, die wir als Bestrafung wahrgenommen haben. Damit eine Konsequenz die gewünschte Wirkung erzielt, muss der Betroffene in der Lage sein, daraus zu lernen und sie in einem Kontext zu sehen, der ihr eine Bedeutung verleiht.

Sie darf nicht als Strafe empfunden werden. Leider stehen die Chancen sehr schlecht, dass Menschen mit Demenz das hinbekommen. Daher werden sie Konsequenzen meist als Strafen verstehen, die man ihnen plötzlich und scheinbar ohne Grund auferlegt. Und über die Wirkung unkalkulierbarer Strafen wissen wir eine ganze Menge:

- Wir wissen z.B., dass eine Strafe oft dazu führt, dass sich eine Person ungerecht behandelt fühlt. Und eine ungerechte Behandlung durch die Pfleger treibt einen Keil in die Beziehung.
- Wir wissen auch, dass Bestrafungen das Verhalten bestärken, das bestraft wird. Das gilt sowohl für die Gesellschaft als Ganzes als auch für das Individuum. Aus diesem Grund bekommen Ersttäter oft eine Bewährungsstrafe. Eine Freiheitsstrafe führt bei Ersttätern zu einer um 150 Prozent höheren Rückfallquote im Vergleich zur Bewährungsstrafe.
- Wir wissen auch, dass eine Bestrafung als Legitimation für herausfordernde Verhaltensweisen angesehen werden kann. Forschungen von Gneezy und Rutichini haben ergeben, dass sich bei der Einführung einer Strafgebühr für zu spät kommende Eltern die Anzahl der Kinder verdoppelt, die zur Schließungszeit noch in der Kindertagesstätte sind. Die Strafe beruhigt das schlechte Gewissen. Wenn Sie bereit sind, die Strafe zu zahlen, brauchen Sie kein schlechtes Gewissen zu haben. Die Wirkung geht in beide Richtungen. Wenn Sie wissen, was es Sie kostet, besteht die Gefahr, dass Sie den Wert der Aktion höher einschätzen als den Preis, den Sie dafür zahlen müssen. Dann entscheiden Sie sich für die Aktion. Es kann auch sein, dass Sie, wenn Sie für die Aktion bestraft werden, nicht mehr das Gefühl haben, über Ihr Fehlverhalten nachdenken zu müssen. Schließlich haben Sie ja die Strafe akzeptiert!
- Einen weiteren Effekt von Bestrafungen könnte man den Quervain-Effekt nennen, nach Dominique de Quervain, einem schweizerischen Neurologen, der 2005 einen interessanten Artikel veröffentlichte. Mit einigen Kollegen untersuchte er, ob es Unterschiede zwischen Menschen gibt, die bestrafen, und aus welchem Grund wir andere bestrafen. Die Ergebnisse waren erstaunlich. Erstens fanden sie heraus, dass manche Menschen mehr, andere weniger dazu neigen, andere zu bestrafen. Zweitens entdeckten sie, dass sich diese Neigung durch Messungen der Aktivität in einer Hirnregion, die man das dorsale Striatum nennt, vorhersehen lässt. Je stärker die Aktivität in dieser Hirnregion ist, während ein Mensch gerade jemanden bestraft, desto ausgeprägter ist seine Neigung, zu bestrafen. Oder um es anders auszudrücken: Es gibt biologische Unterschiede zwischen Menschen, die Spaß am Bestrafen haben, und denen, denen es eher schwerfällt. Für die Pfleger ist es

also wichtig, ihre eigenen Neigungen in Betracht zu ziehen, denn Bestrafungen haben keine positive Wirkung auf das Verhalten desjenigen, der bestraft wird. Die interessantesten Aspekte von Dominique de Quervains Studie sind jedoch die Gründe, weshalb wir andere bestrafen. Die Forscher zeigten auf, dass eine Person, die eine andere bestraft, ein Gefühl von Kompetenz empfindet. Die Forscher zeigten auf, dass eine Person, die eine andere bestraft, auch dann noch ein Gefühl von Kompetenz und Gerechtigkeit empfindet, wenn sie für die Bestrafung etwas investieren muss.

Warum das so ist, darüber wird noch spekuliert. Der amerikanische Anthropologe Robert Boyd geht davon aus, dass in prähistorischen Zeiten die Menschen besser überlebten, die Störenfriede davonjagten, bevor sie allzu großen Schaden anrichten konnten, wenn sie der Gruppe oder der Dorfgemeinschaft in die Quere kamen. Aus diesem Grund, so führt er aus, haben wir einen Belohnungseffekt entwickelt, wenn wir andere bestrafen. In einem Pflegeheim ist das Ziel jedoch, den Bewohnern ein gutes Leben zu ermöglichen, obwohl sie selbst nicht mehr gut für sich sorgen können. Hier gefährdet das Verhalten eines demenziell veränderten Menschen nicht das Überleben der Mitarbeiter.

Die Frage ist also nicht, ob man Menschen mit Demenz, wie Eric oder Myrtle, erlauben sollte, das zu tun und zu sagen, was sie tun und sagen. Die Frage ist eher, wie wir sicherstellen können, dass sie es nicht wieder tun. Und so kehren wir zu dem Prinzip eines früheren Kapitels zurück: „Menschen benehmen sich gut, wenn sie können." Was störte Myrtle so sehr an der Situation, dass sie nicht damit zurechtkam? Wie könnten wir in einer ähnlichen Situation die Umstände so ändern, dass es beim nächsten Mal besser läuft?

Die Grenze der Fähigkeiten

Als Pfleger sind wir gut darin, Verantwortung zu übernehmen, solange wir eine gute Methode an der Hand haben. Wenn wir wissen, was wir tun sollen, und sicher sind, dass es funktioniert, tun wir es bereitwillig. Doch manchmal finden wir uns in Situationen wieder, in denen wir keine funktionierende Methode parat haben. Uns fehlen die entsprechenden Fähigkeiten. Wir haben die Grenze unserer Fähigkeiten erreicht. In solchen Situationen neigen wir dazu, die Verantwortung sofort an jemand anderen abzugeben.

Vielleicht können wir dem alten Menschen die Verantwortung zuschieben, indem wir ihn bestrafen (mit der Begründung, dass er „dann vielleicht lernt. Schließlich muss er Verantwortung übernehmen"), ihm Beruhigungsmittel verabreichen oder ihn anschreien und ausschimpfen. Vielleicht denken wir manchmal: „Er muss sich benehmen, und wenn er das nicht versteht, sage ich es ihm noch einmal, aber lauter, sodass er es wirklich hört."

Eine andere Möglichkeit wäre, dass wir die Verantwortung auf unsere Vorgesetzten oder die Politiker schieben, indem wir etwa sagen: „Das Verhalten dieses Mannes ist untragbar. Er sollte gar nicht in einer regulären Pflegeeinrichtung sein. Er gehört in ein Krankenhaus." Natürlich brauchen manche Menschen mehr Unterstützung als andere, eine Einweisung in die Psychiatrie hilft ihnen jedoch nicht. Der Gedanke, dass jemand nicht in einem normalen Pflegeheim untergebracht sein sollte, hat weniger mit seinen Bedürfnissen, sondern eher mit unserer Abneigung oder Unfähigkeit zu tun, die nötigen Anpassungen vorzunehmen, die es ihm ermöglichen, in seiner normalen Umgebung zurechtzukommen. Indem wir lernen, uns und unsere Arbeit an die Bedürfnisse des einzelnen Menschen anzupassen, übernehmen wir Verantwortung und schaffen so die Möglichkeit, etwas zu bewirken.

Oft erklären wir uns das Verhalten eines Bewohners auch mit dem Verhalten seiner Angehörigen und schieben ihnen so die Verantwortung zu. Wenn wir die uns übertragene Aufgabe jedoch gut erledigen wollen, müssen wir unsere Methoden anpassen, statt über schwierige Angehörige zu klagen. Das hilft uns nicht bei unserer Arbeit, sondern führt nur dazu, dass wir alle Versuche aufgeben, es besser zu machen. Und das ist dann wirklich ein Verrat an den Menschen in unserer Obhut. Schwierige Angehörige bringen mehr Verantwortung mit sich und machen mehr Arbeit, doch sie entheben uns nicht der Pflicht, unsere Arbeit gut zu machen.

Und schließlich neigen wir dazu, unseren Kollegen die Verantwortung für Verhaltensweisen, mit denen wir nicht zurechtkommen, zuzuschreiben. Bei dem Beispiel mit Myrtle beschuldigt eines der Abendteams die Tagschicht, ihre Arbeit nicht richtig zu machen, weil sie nicht mit Myrtle spazieren geht. Immer, wenn wir mit Vorschlägen aufwarten, wie jemand anderes unser Problem lösen könnte, geben wir Verantwortung und damit die Möglichkeit ab, etwas zu bewirken. Manchmal wird es absurd, wie wenn eine Gruppe von Pflegern meint, dass ihr Problem von einer anderen Gruppe verursacht wird, die eine andere Herangehensweise hat. Was ist, wenn diese andere Gruppe mit ihrer Arbeit gut zurechtkommt? Warum sollten sie sich anpassen und genauso arbeiten wie die Gruppe mit dem Problem? Wenn wir ein Problem haben, müssen wir immer herausfinden, was wir selbst tun können, um die Situation zu ändern.

Um unsere Arbeit gut zu machen, müssen wir akzeptieren, wenn wir die Grenze unserer Fähigkeiten erreicht haben. Dies ist vielleicht eine der wichtigsten Aufgaben für uns als Pflegende. Hier greift eine einfache Faustregel. Wenn wir dieselben Methoden anwenden wie unsere Eltern, als wir klein waren, sind wir wahrscheinlich auf dem falschen Weg, und zwar aus einem einfachen Grund: Wir sind die Profis. Unsere Eltern waren keine Profis, jedenfalls nicht in ihrer Beziehung zu uns. Nein, sie waren Amateure, genau wie wir bei der Erziehung unserer Kinder. Unsere Eltern haben es geschafft, einigermaßen normale Kinder großzuziehen. Aber wir würden nicht von ihnen erwarten, dass sie mit Menschen mit Demenz zurechtkommen. Das heißt, dass wir, wenn wir auf ihre Methoden zurückgreifen, nicht bezahlt werden sollten, weil wir dann vorgehen wie Amateure.

Ein einfacher Test, ob wir die Grenze unserer Fähigkeiten erreicht haben, ist die Anwendung eines Prinzips, das fälschlicherweise oft Albert Einstein zugeschrieben wird: „Wahnsinn ist, wenn man immer wieder das Gleiche tut und andere Ergebnisse erwartet." Eine Möglichkeit, die Grenze unserer Fähigkeiten auszutesten, ist also das Zählen. Haben wir das in der Vergangenheit schon ein paarmal probiert? Hat es bei diesen Gelegenheiten funktioniert? Wenn es früher nicht funktioniert hat, warum probieren wir es dann erneut? Besteht die Möglichkeit, dass es diesmal besser klappt?

Denn wenn wir die Grenze unserer Fähigkeiten erreichen und anfangen, die Verantwortung für das Verhalten unserer Bewohner, wie Myrtle und Eric, auf die demenziell veränderten Menschen selbst, auf unsere Vorgesetzten und auf Politiker oder auf Angehörige oder Kollegen abzuwälzen, dann verlieren wir die Möglichkeit, Einfluss auf ihr Verhalten zu nehmen. Das macht uns ineffizient, die Krankheitstage nehmen wahrscheinlich zu und die Gefahr von Zusammenbrüchen wächst erheblich.

ZUSAMMENFASSUNG

Wenn wir etwas verändern wollen, müssen wir darüber nachdenken, was wir selbst tun können, um die Veränderung zu bewirken, und nicht überlegen, was andere tun sollten. Nur, wenn wir uns ansehen, was wir selbst tun können, gelingt es uns, den Verlauf der Ereignisse zu beeinflussen. Dazu gehört, dass wir, die wir in der Altenpflege arbeiten, uns auf das konzentrieren, was wir selbst tun können, und unsere Verantwortung annehmen, statt die Verantwortung auf die Bewohner, ihre Angehörigen, auf Kollegen oder Vorgesetzte abzuwälzen.

5 Menschen mit Demenz lernen nicht mehr

BEISPIEL

Charlie

Nach dem Mittagessen sitzt Charlie am Tisch im Wohnzimmer und liest die Zeitung. Es ist ruhig, denn die meisten seiner Mitbewohner haben sich in ihre Zimmer zurückgezogen. Für Charlie ist dies der beste Teil des Tages. Dann kommen zwei Pflegerinnen, Hannah und Jane, und setzen sich an den Tisch. Jane hat eine Tüte mit Bonbons und bietet Charlie eins an. Das Bonbonpapier landet auf dem Boden. Hannah, die Charlie gegenübersitzt, zeigt mit dem Finger auf ihn und sagt ihm, dass er das Papier aufheben soll. Charlie sieht einen Moment auf und wendet sich dann wieder der Zeitung zu. Dann weist Jane auf das Bonbonpapier und fragt Charlie: „Was liegt da auf dem Boden?" Hannah hält Charlie die Tüte vor die Nase und sagt: „Sie können noch einen haben, wenn Sie das Papier aufheben." Charlie wirft ihr einen langen Blick zu, dann steht er auf und geht in sein Zimmer. Als die Nachtschicht kommt, fragen die Pfleger, wo Charlie ist, der normalerweise am Tisch sitzt und sie begrüßt, wenn sie zur Arbeit kommen.

Erinnerungsvermögen, Lernen und Konsequenzen

Der Grundsatz „Menschen mit Demenz lernen nicht mehr" sollte niemanden überraschen. Demenz wird normalerweise als Erinnerungsstörung bezeichnet und Erinnerungsvermögen und Lernfähigkeit gehören logischerweise zusammen. Aber trotzdem gehen Sachen oft schief. Situationen wie die eben beschriebene passieren in der Altenpflege leider ständig. Da Charlie derjenige war, der das Bonbonpapier auf den Boden geworfen hat, denken Hannah und Jane, dass er es auch aufheben soll. Ähnlich ist es, wenn etwas vergossen wurde. Wer etwas vergießt, muss es auch aufwischen.

Wenn wir Hannah und Jane fragen würden, warum sie sich so verhalten haben, wie sie sich verhalten haben, würden wir wahrscheinlich eine der nachfolgenden Antworten erhalten:

- Charlie sollte das Papier aufheben, weil er es auf den Boden geworfen hat. Wir alle sollten Verantwortung für unsere Handlungen übernehmen.
- Charlie sollte das Papier aufheben, damit er lernt, nicht überall mit Papier um sich zu werfen.

- Charlie sollte das Bonbonpapier aufheben, um in Übung zu bleiben und sein Funktionsniveau aufrechtzuhalten.

Die erste Antwort ist absurd. Charlie lebt in einem Pflegeheim, weil er nicht in der Lage ist, Verantwortung für sich zu übernehmen. Außerdem ist er ein alter Mann, der nicht mehr so beweglich ist wie früher. Ihm würde es viel mehr Mühe bereiten als Jane und Hannah, sich zu bücken und das Papier aufzuheben. Und zu guter Letzt werden sie dafür bezahlt, dort zu sein, er aber nicht.

In unseren Diskussionen mit Mitarbeitern von Altenpflegeheimen reagierten einige sehr verärgert, wenn wir sie mit diesen Argumenten konfrontierten. Oft bringen sie dann die nächste Antwort ins Spiel, die jedoch noch absurder ist. Jemand wie Charlie lebt in einem Pflegeheim, weil er demenziell verändert ist. Er lernt nicht mehr. Selbst wenn er das Bonbonpapier aufhebt, heißt das nicht, dass er es nicht wieder auf den Boden wirft, wenn er das nächste Mal ein Bonbon angeboten bekommt.

Hannah und Janes dritte mögliche Antwort gründet auf der Idee täglicher Beschäftigungstherapieeinheiten, wie man sie heute oft in der Pflege bei Demenz findet. Die Grundidee ist, dass Mitarbeiter vor allem die Aufgabe haben, Hilfe zur Selbsthilfe zu leisten. Indem sie Charlie dazu bringen, selbst aktiv zu werden, helfen Hannah und Jane ihm, sein Funktionsniveau aufrechtzuhalten. Die Idee, Charlie zu aktivieren, ist grundsätzlich nicht schlecht, aber dann müsste man ihm auch den Gedanken vermitteln, dass es eine sinnvolle Aktivität ist, das Papier aufzuheben. Ihm einfach zu sagen, was er tun soll, ist keine Hilfe zur Selbsthilfe und lässt keinen Raum für selbstbestimmtes Handeln.

Wir können Menschen mit Demenz nicht beibringen, wie sie sich benehmen sollen

Als Charlie größer wurde, hörten seine Eltern irgendwann auf, Entscheidungen für ihn zu treffen. Seitdem hat er seine eigenen Entscheidungen getroffen und selbst entschieden, wann er wollte, dass andere für ihn entscheiden. Alle Machtverhältnisse, in denen er bisher als Angestellter oder Bürger seines Landes lebte, waren durch das Gesetz geregelt, denn so funktioniert unsere Gesellschaft nun mal. In das Pflegeheim, in dem er nun lebt, ist er nicht gezogen, weil er wieder zum Kind geworden ist, sondern weil er Hilfe braucht, mit seinem Alltag zurechtzukommen. Für den Rest seines Lebens wird Charlie mit jedem Tag mehr auf Hilfe angewiesen sein. Möglicherweise wird er schon bald nicht mehr in der Lage sein, ein Bonbon auszuwickeln und sich in den Mund zu schieben. Im Moment kann er das noch selbst. Was er jetzt nicht kann, ist mit Papier und Bonbon gleichzeitig richtig umgehen. Und er versteht nicht, warum er das Stück Papier aufheben sollte, das auf dem Boden liegt.

Es ist nicht die Aufgabe der Mitarbeiter, zu einem früheren Entwicklungsstadium von Charlie zurückzukehren und anzufangen, ihn noch einmal zu erziehen. Erziehung ist etwas, das sie selbst tun können, in ihrer Freizeit, mit ihren eigenen Kindern. Wohlgemerkt: mit Kindern. Hier ist ein wichtiger Unterschied. Die Pfleger können Entscheidungen für ihre Kinder treffen, weil sie noch Kinder sind. Kinder müssen lernen, selbst Verantwortung zu übernehmen. Wenn sie zu vernünftigen Erwachsenen herangewachsen sind, können sie ihre eigenen Entscheidungen treffen. Aber Charlie wird nichts mehr lernen. Und er wird auch künftig keine Verantwortung für sich übernehmen. Dazu war er die meiste Zeit seines Lebens durchaus in der Lage. Also kann man aus der Tatsache, dass er es jetzt nicht mehr kann, nicht schließen, dass er es noch nicht gelernt hat.

Was geschieht bei einer Zurechtweisung wirklich?

In der Situation mit dem Bonbonpapier spielt noch ein weiterer wichtiger Faktor eine Rolle: die Tatsache, dass die Mitarbeiter eine Zurechtweisung aussprechen. Die Neuropsychologin Anna van Duijvenvoorde und ihre Kollegen in Leiden in den Niederlanden führten 2008 ein interessantes Forschungsprojekt durch. Die Teilnehmer waren keine Menschen mit Demenz, doch das Projekt ist trotzdem erwähnenswert. Mit einer MRI-Kamera maßen die Forscher die Hirnaktivität von Kindern und Erwachsenen bei unterschiedlichen Aktivitäten. Bei dem Experiment musste jeder Teilnehmer eine Reihe von Aufgaben lösen, ohne allerdings gesagt zu bekommen, wie er sie lösen soll. Wenn die Aufgabe richtig gelöst wurde, wurden die Teilnehmer mit Worten wie „Das war richtig“ gelobt. Wenn sie die falsche Lösung präsentierten, erhielten sie die Rückmeldung „Das war falsch“. Die Forscher wollten herausfinden, ob die Probanden eher durch Erfolg oder durch Misserfolg lernten.

Die Ergebnisse waren vollkommen unerwartet. Wenn ein normaler, gut funktionierender Erwachsener gesagt bekam: „Das war falsch“, stieg das Aktivitätsniveau in den Hirnregionen, die mit Lernen zu tun haben. Bei dem Kommentar „Das war richtig“ nahm das Niveau in diesen Hirnregionen deutlich ab. Als dasselbe Experiment mit Kindern durchgeführt wurde, waren die Ergebnisse genau anders herum. Wenn die Kinder erfuhren, dass ihre Lösung richtig war, nahm die Hirnaktivität zu, wenn sie hörten, dass sie die Aufgabe nicht richtig gelöst hatten, nahm sie ab.

Daraus kann man schließen, dass gesunde Erwachsene aus Misserfolgen lernen, während Kinder durch Erfolge lernen. In der Altersgruppe zwischen 13 und 15 Jahren schwankten die Ergebnisse von Kind zu Kind ein wenig. Daraus folgerten die Wissenschaftler, dass dies das Alter ist, in dem ein Kind vom Lernen durch Erfolg zu Lernen durch Misserfolg übergeht. Der Theorie nach lernen wir Menschen durch Abweichungen von der Norm. Normale Kinder scheitern ständig, wenn sie klein sind. Je größer sie werden, desto besser werden sie, und irgendwann vor dem 15. Geburtstag haben sie mehr Erfolge als Misserfolge.

Kleine Kinder sind überrascht, wenn sie Erfolg haben; als Erwachsene sind wir überrascht, wenn wir scheitern. Das ist der Grund, warum viele Jugendliche zwischen dem 13. und dem 15. Lebensjahr aufhören, Sport zu treiben oder ein Instrument zu spielen. Wir erkennen plötzlich, dass wir nicht besonders gut sind. Nur die, die etwas richtig gut können, machen weiter. Das heißt auch, dass es uns als Erwachsene nicht sonderlich überrascht, wenn jemand uns sagt, dass wir etwas gut können. Vielleicht ist es uns ein wenig peinlich und wir wissen nicht, was wir dazu sagen sollen. Parallel dazu sind Kinder nicht sehr überrascht, wenn etwas schiefgeht, das sie sich vorgenommen haben. Sie sind es gewohnt.

Zugegeben: Bei dieser Studie ging es nicht um alte Menschen, doch die Ergebnisse lassen sich leicht auf Menschen mit Demenz übertragen. Im Verlauf einer Demenzerkrankung scheitern Betroffene immer öfter bei dem, was sie sich vorgenommen haben. Dadurch verlieren sie nach und nach ihr Selbstvertrauen und rechnen damit, zu scheitern. Gerade das frühe Krankheitsstadium ist durch Ängste geprägt. Die Welt um den Kranken herum fällt in sich zusammen und er fragt sich, wo das alles enden wird. Irgendwann verschwindet die Angst bei den meisten Betroffenen, weil sie nicht mehr in der Lage sind, Vergleiche zwischen ihren früheren Fähigkeiten und ihrem aktuellen Zustand zu ziehen. Sie rechnen jedoch nicht mehr damit, etwas richtig zu machen, und so überrascht es sie nicht, wenn sie scheitern.

Auch wenn jemand mit einem Misserfolg rechnet, hinterlässt dieser Misserfolg trotzdem Spuren und sein Selbstvertrauen leidet. Selbst im fortgeschrittenen Krankheitsstadium bleibt ein Mensch mit Demenz nicht unberührt von seinem Scheitern. Dann sagt er vielleicht Dinge wie „Muss ich wirklich hier sein?“ und „Ich kann es nicht, helfen Sie mir“. Wenn man diesen Menschen dann tadelt oder zurechtweist, lenkt man die Aufmerksamkeit auf seinen Misserfolg und das hat eine negative Wirkung sowohl auf das Wohlbefinden als auch auf das Selbstvertrauen des Betroffenen.

Der wichtigste Aspekt der Studie von van Duijvenvoorde ist jedoch, dass sie das Lernen in den Mittelpunkt rückt. Sie bringt den Beweis, dass sowohl der Stock als auch die Möhre mit Lernen zu tun haben. Wir loben oder tadeln Menschen, damit sie lernen. Aber Menschen mit Demenz sind nicht mehr in der Lage, zu lernen, denn das Lernen kann nur in Verbindung mit dem Erinnerungsvermögen funktionieren. Das heißt aber nicht, dass wir Menschen mit Demenz nicht mehr loben oder ihnen keine Komplimente mehr machen sollten. Denn Lob und Komplimente schaffen eine gute Atmosphäre und das ist bei der Arbeit mit Menschen immer ein zentraler Punkt, vor allem bei der Arbeit mit Menschen, die in der Gegenwart leben und deren Wohlbefinden und Lebensqualität von der vorherrschenden Stimmung abhängen.

Es besteht also kein Anlass, demenziell veränderte Menschen zu tadeln und zurechtzuweisen. Weder das eine noch das andere führt zu dem gewünschten Ergebnis. Im Gegenteil: Zurechtweisungen erzeugen nur schlechte Laune und haben eine unmittelbare Wirkung auf das Wohlbefinden und die Lebensqualität der Person, für die wir als Pflegende ja in erster Linie Sorge tragen.

Grenzen setzen

Heutzutage ist es schick, vom Grenzensetzen zu sprechen. Politiker tun es im Zusammenhang mit Kriminellen oder mit verschiedenen kulturellen Ausdrucksformen und die meisten von uns tun es im Zusammenhang mit Kindererziehung.

Grenzen zu setzen ist eine besondere Art, „Stopp" zu sagen, um ein Verhalten zu verhindern oder zu unterbrechen. Ein Verhalten kann auf vielfältige Weise verhindert oder unterbrochen werden. Manche Methoden sind positiv und funktionieren in der gegebenen Situation gut (die sehen wir uns gleich genauer an). Die Methode des „Grenzensetzens" funktioniert jedoch überhaupt nicht. Dabei bringt man den Aspekt des Lernens in die Situation, die wir zu verhindern versuchen.

BEISPIEL

Benny

Bei den Mitarbeitern gilt Benny als pervers und als jemand, der Grenzen überschreitet. Er zeigt großes Interesse an den Frauen im Heim und sitzt gerne ganz nah bei ihnen. Er streicht ihnen übers Haar und versucht, sie zu küssen. Manchmal folgt er ihnen auch in ihre Zimmer. Eines Tages sitzt er im Wohnzimmer und die Pfleger beobachten, dass er die Hand in die Hose gesteckt hat. Sie vermuten, dass er sich den Penis reibt, während er die Frauen beobachtet. Christina, eine der Mitarbeiterinnen, geht schnell zu ihm und sagt: „Benny, lassen Sie das sein. Sowas tun wir hier nicht." Benny sieht sie verwirrt an und macht weiter. Da zerrt Christina seine Hand weg, um ihm klarzumachen, was sie meint. Benny sieht immer noch verwirrt aus, lässt aber die Hand aus der Hose.

Christina versucht, Grenzen zu setzen, indem sie Benny sagt, er solle aufhören, das zu tun, was er gerade tut. In ihren Worten steckt jedoch auch die Erwartung, dass Benny lernt, denn sie sagt: „Sowas tun wir hier nicht." Im Gespräch mit einem Menschen mit Demenz ist eine solche Aussage vollkommen sinnlos, weil sie auf der Annahme basiert, dass Benny sich an das erinnert, was Christina gesagt hat, wenn er das nächste Mal den gleichen Impuls verspürt.

Vermutlich hat Benny im Laufe seines Erwachsenenlebens soziale Situationen bewältigt, ohne die Hand in die Hose zu stecken. Doch das gelingt ihm nun nicht mehr. Er ist nicht mehr sehr gut darin, sich selbst daran zu hindern. Damit wollen wir nicht sagen, dass alle Männer am liebsten mit der Hand in der Hose dasäßen, wenn eine solche Geste nicht mit einem solchen Tabu belegt wäre. Die meisten von uns unterdrücken diese Art von unangemessenem Impuls jedoch lange, bevor wir uns seiner bewusst werden. Dieses Muster in unserer Impulskontrolle wird als Teil unserer Persönlichkeit verstanden. In Bennys Fall beeinträchtigt die Demenz seine Persönlichkeit und seine Impulskontrolle möglicherweise so weit, dass er nicht einmal merkt, wenn er die Hand in die Hose steckt. Darum ist er verwirrt, als Christina seine Hand wegzieht.

Wenn Christina meint, dass Benny aus ihrem Eingreifen etwas lernt, dann hat sie nicht verstanden, was Demenz ist. Außerdem drückt sie mit ihrer Wortwahl aus, dass es ihrer Meinung nach in Bennys Verantwortung liegt, nicht mit der Hand in der Hose dazusitzen. Christinas Art, mit der Situation umzugehen, wird wahrscheinlich dazu führen, dass Benny noch oft mit der Hand in der Hose am Tisch sitzt, während sich Christina mehr und mehr über ihn aufregt. Und was Benny angeht, so wird er vermutlich immer unglücklicher werden und den Mitarbeitern immer weniger trauen.

Christinas Überzeugung, dass Benny aus der Situation lernen wird, zeigt, dass sie versucht, zwei Probleme auf einmal zu lösen. Das erste Problem: Benny sitzt gerade mit der Hand in der Hose im Wohnzimmer. Das zweite Problem: Er wird wahrscheinlich auch in Zukunft immer wieder so dasitzen. Man kann jedoch nicht zwei Probleme mit einer Lösung beseitigen, sondern braucht dazu meistens zwei Lösungen. Es wäre also eine gute Idee gewesen, wenn Christina erst versucht hätte, das Problem zu lösen, das unmittelbar vor ihr liegt, um später eine Lösung für das zweite Problem zu finden. Sie müsste eine Methode einführen, die man als Ablenkung bezeichnet.

Ablenkung als Methode

Der Wert der Ablenkung als Methode wird unterschätzt. Jeder, der mit Menschen arbeitet, wendet Ablenkungen an, und auch im Privatleben lenken wir unseren Partner und unsere Kinder ständig ab. Der Vorteil der Ablenkungsmethode ist, dass sie spontan eingesetzt werden kann und eine Situation ohne Konflikte entschärft. Und das ist viel wert. Wenn Christina keine Grenzen gesetzt, sondern gesagt hätte: „Sehen Sie mal, Benny, hier in der Zeitung sind Fotos von Autos? Hatten Sie früher eines davon?", dann hätte Benny vermutlich die Hand aus der Hose genommen und sich mit ihr die Fotos angesehen, denn für Autos hat er sich sein Leben lang interessiert.

Ablenkungen lösen ein Problem spontan, verhindern aber nicht, dass dasselbe Problem in Zukunft wieder auftritt. Die Vorstellung, mit einer spontanen Intervention ein Problem für künftige Zeiten lösen zu können, fußt auf dem Konzept des Lernens. Und das ist im Zusammenhang mit Menschen mit Demenz einfach absurd. Benny hat schon vor Jahren gelernt, dass man in der Öffentlichkeit tunlichst nicht mit der Hand in der Hose dasitzen sollte. Er kann sich nur nicht mehr daran hindern, es zu tun.

Hier haben wir einen wichtigen Grundsatz. Wir können ein Problem nicht hier und jetzt lösen und gleichzeitig verhindern, dass es wieder auftritt. Wir brauchen ein Modell für das Situationsmanagement und die Situationsveränderung, das folgende Schritte enthält:

1. Mit der Situation umgehen, ohne sie eskalieren zu lassen.
2. Evaluation: Was ist schiefgelaufen?
3. Verändern, was verändert werden muss, um ein erneutes Auftreten der Situation zu verhindern.

Wir brauchen einen Plan

Um eine aktuelle Situation zu lösen, die in Zukunft erneut entstehen kann, müssen wir wissen, wie wir im jeweiligen Moment richtig reagieren. Gleichzeitig müssen wir planen, wie wir reagieren, wenn sich die Situation trotz aller Bemühungen wiederholt.

In den Zeiten psychiatrischer Anstalten trugen viele Menschen mit Demenz spezielle Hosen, in die man nicht die Hand stecken konnte. Diese naheliegende, aber reichlich unmenschliche Methode gehört wie Zwangsjacken und Gurte in den Bereich der mechanischen Fixierung, die einen Menschen seiner Persönlichkeit beraubt. Es ist Teil des Menschseins, die Hand in die Hose stecken zu können, wenn man es will. Wenn wir zu diesen Methoden zurückkehren würden, wäre es nur eine Frage der Zeit, bis wir auch andere freiheitsentziehende Maßnahmen wie Einsperren, Festbinden und Ähnliches wieder akzeptieren. Dies ist also eine Methode, die wir auf keinen Fall empfehlen.

Ein Plan, der Benny davon abhält, seine Hand in die Hose zu stecken, würde also beinhalten, dass man ihm Aktivitäten anbietet, die für ihn sinnvoll sind und bei denen er beide Hände benutzen muss. Dass die Aktivitäten für ihn einen Sinn ergeben, ist ein wichtiger Punkt. Ob sie den Pflegern sinnvoll erscheinen, ist irrelevant. Benny ist jedoch ein alter Mann, der zufrieden ist, wenn er eine Zeitlang gar nichts machen muss. Es wird also recht schwierig sein, ihn ganz von Situationen fernzuhalten, in denen er die Hand in die Hose steckt. Christina und ihre Kollegen brauchen also einen Plan, wie sie reagieren, wenn er es wieder tut.

Es ist eine gute Idee, eine ganze Reihe möglicher Ablenkungsmanöver parat zu haben. Immer, wenn sich Benny in einem der Gemeinschaftsräume aufhält, sollten die Pfleger ihn im Auge behalten. Wenn er dann die Grenze dessen überschreitet, was sie für akzeptabel halten, lenken sie ihn ab. Das heißt nicht, dass Ablenkung grundsätzlich nötig ist, wenn sich eine Frau in seiner Nähe befindet. Wenn die Pfleger jedoch den Eindruck haben, dass sich die Frau mit Bennys Verhalten nicht wohlfühlt, ist es Zeit für eine Ablenkung. Idealerweise sollten die Pfleger also eine Liste von Aktivitäten zur Hand haben, mit denen sie Bewohner im Bedarfsfall ablenken können und die allen Mitarbeitern bekannt ist. Im zweiten Teil des Buches sehen wir uns mögliche Ablenkungen und Aktionspläne genauer an.

ZUSAMMENFASSUNG

Bei vielen unserer Methoden unterstellen wir eine Lernfähigkeit, die jedoch bei Menschen mit Demenz nicht mehr vorhanden ist. Wir müssen uns also klarmachen, welche unserer Methoden nur funktionieren, wenn der andere noch lernen kann, und dann von diesen Methoden Abstand nehmen. Normalerweise empfehlen sich Methoden, mit denen herausforderndes Verhalten verhindert und gelenkt wird.

6 Man braucht Selbstbeherrschung, um mit anderen zu kooperieren

BEISPIEL

Nancy

Nancy will morgens nicht aufstehen und sich waschen. Sie schimpft mit den Pflegern, die sie wecken, und kratzt und spuckt, wenn sie ihr die Decke wegziehen. Der Konflikt um ihre Morgentoilette spitzt sich immer mehr zu. Die Tatsache, dass Nancy sich nachts regelmäßig einnässt, macht die Situation nach Ansicht der Pfleger noch schlimmer. Wenn sie Nancy schlafen lassen, bis sie von allein aufwacht, zieht sie trockene Sachen über die nassen und weigert sich beharrlich, sich umzuziehen. Also läuft sie den ganzen Tag in Kleidung umher, die durchdringend nach Urin riecht, worüber sich die anderen Bewohner lauthals beklagen.

Eines Morgens hat Nancy wie üblich ins Bett gemacht. Fatima, eine neue Pflegerin, geht in ihr Zimmer. Sie setzt sich neben dem Kopfende des Bettes auf den Boden und sagt: „Guten Morgen! Möchten Sie jetzt aufstehen?" Nancy macht kurz die Augen auf und erwidert: „Gehen Sie weg, lassen Sie mich allein." Fatima wartet zehn Minuten, bevor sie sich wieder an dieselbe Stelle setzt und fragt: „Guten Morgen! Möchten Sie jetzt aufstehen?" Nancy öffnet die Augen und sieht Fatima an. „Ich schlafe", sagt sie und macht die Augen wieder zu. Nach weiteren zehn Minuten kehrt Fatima in Nancys Zimmer zurück. Bevor sie etwas sagen kann, macht Nancy die Augen auf und sagt: „Ich muss mal." „Sollen wir zusammen gehen?", fragt Fatima. Da Nancys Nachthemd nass vom Urin ist, sagt sie: „Hier ist es aber kalt", während sie auf der Toilette sitzt. „Möchten Sie vielleicht ein warmes Bad nehmen?", fragt Fatima. Ja, das würde Nancy gut gefallen.

Es hilft nicht, Menschen im Affektzustand zurechtzuweisen

Der Grundsatz „Man braucht Selbstbeherrschung, um mit anderen zu kooperieren" ist leicht zu verstehen. Wir meinen oft, dass ein gestresster und erregter Mensch sich beruhigt, wenn wir ihm sagen, er solle sich beruhigen. Das ist jedoch nicht der Fall. Ein Mensch im Affektzustand ist nicht in der Lage, normal zu denken, und reagiert intensiver als sonst auf Impulse. Ihn mit erhobener Stimme anzusprechen bleibt ebenso wirkungslos wie die Aufforderung, sich zu beruhigen.

Betrachten wir die Situation mit Nancy im Licht der bereits behandelten Grundsätze, sehen wir, dass sie ihren Ärger nicht beherrschen kann, wenn die Pfleger ihr die Bettdecke wegziehen wollen. Sie tut das, was aus ihrer erregten Perspektive vollkommen verständlich ist: Sie kratzt und spuckt.

Als Pfleger erleben wir immer wieder Situationen, in denen alte Menschen zornig werden und einen Mangel an Selbstbeherrschung an den Tag legen. Manchmal hilft es, eine Situation hier und jetzt aufzulösen, und manchmal reicht es, einfach im Hintergrund abzuwarten, wie Fatima es bei Nancy gemacht hat. Wesentlich ist jedoch, dass wir uns klarmachen, was tatsächlich in Situationen passiert, in denen jemand ein Verhaltensproblem hat, und wie wir in den einzelnen Phasen der Situation reagieren. Im Jahr 1983 erschufen die Wissenschaftler Stephen G. Kaplan und Eugenie G. Wheeler ein grundlegendes Modell für einen Affektausbruch, von dem es mittlerweile zahllose Versionen gibt. Nachfolgend sehen Sie unsere Version, die von Bo Hejlskov Elvén, einem der Autoren dieses Buches, erstellt wurde:

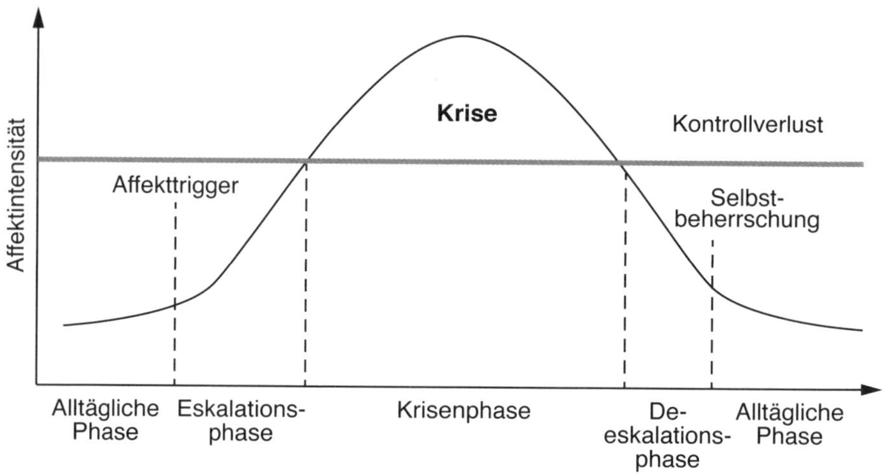

Abb. 6.1: Das Affektregulationsmodell

Die vertikale Achse zeigt die Affektintensität an, also die Stärke der Emotion, während die untere horizontale Achse den zeitlichen Verlauf abbildet. Die Kurve beschreibt die Entstehung eines Affekts in einem Konflikt oder einer krisenhaften Situation. Die mittig verlaufende horizontale Linie zeigt an, wie viel Affekt ein Mensch aushalten kann. Bei Neugeborenen ist die Grenze schnell erreicht, sie verlieren jedes Mal die Selbstkontrolle, wenn sie Hunger haben. Bei ihnen würde diese Linie also ziemlich weit unten verlaufen. Mit den Jahren verschiebt sich die Grenze dessen, was tolerierbar ist, nach oben. In unserem

Modell würde die Linie eines Kindes mit zunehmender Reife ansteigen. Als Erwachsene kommen wir mit den meisten Situationen zurecht. Auf das Modell bezogen heißt das, dass die Linie oberhalb der Kurve verlaufen würde. Mit dem altersbedingten Verlust von Fähigkeiten und kognitiven Funktionen rutscht die Linie jedoch wieder nach unten. Bei Demenz ist sie oft so tief anzusetzen wie bei einem Säugling. Man bezeichnet dieses Defizit als eine Störung der Affektregulation. Die meisten Menschen werden traurig, wenn sie die Selbstbeherrschung verlieren, manche reagieren mit Wut. So geht es das ganze Leben lang.

Die Zeitschiene des Modells ist in fünf Bereiche unterteilt, die die unterschiedlichen Phasen des Ausbruchs anzeigen. In der ersten Phase, der alltäglichen Phase, ist die Affektintensität niedrig. Bei Nancy wäre das der Fall, wenn sie einen guten Tag hat, an dem alles so läuft, wie es soll, und sie sich geborgen fühlt. Dann kommt ein Trigger, ein Affekttrigger. Für Nancy ist es der Moment, wenn die Pfleger kommen und sie wecken. In dieser Phase, der Eskalationsphase, können sie noch mit ihr kommunizieren. Auch wenn die Kommunikation nicht so gut funktioniert wie in der alltäglichen Phase, besteht immer noch die Chance, die Situation aufzulösen. Und da niemand die Selbstbeherrschung verlieren will, versuchen normalerweise alle, die Situation in dieser Phase aufzulösen. Bei Nancy nimmt dieser Versuch eine bestimmte Form an: Sie schimpft mit den Pflegern. Für sie ist es ein Versuch, die Situation zu entschärfen.

Manchmal entwickelt sich die Situation weiter und geht in die Krisenphase über. Im Fall von Nancy könnte das passieren, wenn die Pfleger trotz ihrer warnenden Rufe tatsächlich die Bettdecke wegziehen. In der Krisenphase ist der Mensch im Affektzustand nicht mehr zugänglich und handelt nicht mehr planvoll. Nach einer Weile beruhigt er sich jedoch (denn diese Phase geht immer irgendwann vorbei) und geht allmählich in die alltägliche Phase über.

Das Verhalten in den einzelnen Phasen ist von Mensch zu Mensch unterschiedlich. Um eine Situation wie die mit Nancy positiv aufzulösen, müssen wir in den verschiedenen Phasen verschiedene Methoden anwenden, auf die wir in den nachfolgenden Kapiteln und im zweiten Teil des Buches näher eingehen.

Es ist jedoch wichtig, zu betonen, dass eine Kooperation nur möglich ist, solange sich ein Mensch unterhalb seiner Toleranzgrenze befindet. Wenn die Affektintensität diese Grenze übersteigt, gibt es keine Möglichkeit mehr, zu kommunizieren.

In der alltäglichen Phase, in der sich ein Mensch vollkommen unter Kontrolle hat, bestehen die besten Chancen zur Kooperation. Sowohl in der Eskalationsphase als auch während der Deeskalation ist eine Kooperation schwierig, aber nicht unmöglich. In diesen Phasen müssen wir als Pfleger uns jedoch stärker anpassen, weil die Person ganz mit sich und mit ihren Bemühungen beschäftigt ist, nicht die Beherrschung zu verlieren.

Der beste Weg, die einzelnen Phasen zu erkennen, in denen ein Mensch sich gerade befindet, ist, ihn so gut wie möglich kennenzulernen. Wir müssen über die potenziellen Affekttrigger Bescheid wissen (z. B. Dinge, die wir auf keinen Fall sagen oder tun dürfen) und was wir in den einzelnen Phasen unternehmen können, um die Affektintensität abzuschwächen, sodass die Person ihre Selbstbeherrschung und damit die Kooperationsbereitschaft wiedererlangt. In Nancys Fall brachte Fatimas langsame und behutsame Herangehensweise sie dazu, mitzumachen und gleichzeitig die Initiative zu behalten. Fatima folgte Nancy, statt Forderungen zu stellen. Dass sie sich mehrmals zurückzog, sorgte dafür, dass Nancys Affektniveau unterhalb der Toleranzgrenze blieb. Auf diese Weise weckte sie sie allmählich auf, ermunterte sie und bereitete sie auf das vor, was als Nächstes passieren würde. Dadurch konnte Nancy Fatimas Vorschläge von sich aus akzeptieren.

ZUSAMMENFASSUNG

Bei Kooperation geht es darum, dass zwei Menschen ihr Verhalten aufeinander abstimmen. Grundvoraussetzung ist, dass beide die Kontrolle über sich behalten. Als Pfleger von Menschen mit Demenz können wir daher nicht die Kontrolle übernehmen, sondern müssen dafür sorgen, dass der andere die Kontrolle über sich selbst behält.

7 Jeder tut, was er kann, um die Selbstbeherrschung zu behalten

BEISPIEL

Ralph

Ralph geht im Flur auf und ab und die Pfleger sehen, dass ihm Exkremente aus dem Hosenbein laufen. Da es nicht einfach ist, Ralph zu helfen, entscheiden die Mitarbeiter, dass sich sowohl Sue als auch Betty um ihn kümmern sollen. Sue bringt Ralph ins Badezimmer, während Betty frische Anziehsachen holt.

Sue zieht Ralph gerade aus, als Betty mit den sauberen Sachen zurückkommt. Ralph blickt angstvoll auf und ruft: „Was will sie hier?" Betty antwortet: „Ich soll Ihnen helfen, weil Sie sich vollgekackt haben." Ralph wird sehr wütend. Er betrachtet Sue mit einem durchdringenden und boshaften Blick, schiebt sie weg und schreit: „Ich will keine Hilfe. Raus hier, alle beide."

Sue und Betty rufen andere Mitarbeiter zu Hilfe und Pablo und Camilla kommen dazu. Drei Pfleger halten Ralph fest, während Sue ihn wäscht. Er beißt, spuckt und schlägt sie auf den Kopf. Dabei ruft er ununterbrochen: „Überfall, Überfall! Rufen Sie die Polizei!" Irgendwann können die Pfleger ihn nicht mehr festhalten. Ralph läuft ohne Hose auf den Flur und stößt alles um, was ihm im Weg steht. Nach ein paar Minuten setzt er sich auf einen Stuhl und starrt ins Leere.

Niemand will die Beherrschung verlieren

Der Grundsatz „Jeder tut, was er kann, um die Selbstbeherrschung zu behalten" ist für die meisten von uns leicht nachzuvollziehen. Wir Menschen tun einfach alles, um zu verhindern, dass wir die Beherrschung verlieren. Eigentlich ist das nicht überraschend. Niemand will mit Möbeln um sich werfen, Fensterscheiben zerschlagen, herumschreien, sich zanken oder mit dem Kopf vor die Wand schlagen. Also tun wir, was wir können, um nicht auf eine Krise zuzusteuern, vor allem, wenn wir uns in der Eskalationsphase des im letzten Kapitel vorgestellten Modells befinden. Einige der Methoden, auf die wir typischerweise zurückgreifen, sind effektiv und gut:

- Versuchen, sich von einer schwierigen Situation zurückzuziehen, um ein bisschen Ruhe und Frieden zu haben.

- Sich innerlich von der Situation abkoppeln, sodass der schwierige Teil weniger schwierig ist.
- Sich gut zureden, dass alles gut wird, und sich darauf konzentrieren.
- Eine vertraute Tätigkeit ausführen, die ein Gefühl der Sicherheit vermittelt. Das steckt dahinter, wenn Menschen mit Demenz zu ihren Kindern nach Hause oder zur Arbeit gehen wollen, weil dies Dinge sind, die sie in der Vergangenheit immer gemacht haben.
- Hilfe bei anderen Menschen suchen, entweder aktiv oder einfach dadurch, dass man irgendwelche Fragen stellt, nur um den Kontakt herzustellen.

Des Weiteren gibt es Methoden, die sicherlich effektiv sind, von unserer Umgebung aber nicht unbedingt positiv aufgenommen werden:

- Sich weigern, mitzumachen. Einfach Nein sagen. Das ist wahrscheinlich die einfachste Methode, aber auch die gefährlichste. Sehr viele Konflikte zwischen Mitarbeitern und einzelnen Bewohnern mit Demenz haben ihren Ursprung in einer Forderung, gegen die der demenziell veränderte Mensch sich wehrt.
- Lügen, um mit einer schwierigen Situation zurechtzukommen. Die kanadische Forscherin Victoria Talwar hat gezeigt, dass wir lügen, um uns zu schützen, wenn dies der einfachste Weg aus einer schwierigen Situation ist. Normale Erwachsene lügen so geschickt, dass sie nicht ertappt werden, aber einen schlechten Lügner entlarvt man sofort. Um gut lügen zu können, muss man die Gedanken, Gefühle und Wahrnehmung anderer Menschen gut abschätzen können. Leider ist diese Fähigkeit bei einer Demenzerkrankung meist beeinträchtigt. Für uns als Pfleger heißt das, dass wir dieses Kompetenzdefizit bei alten Menschen, die viele Lügen zu erzählen scheinen, berücksichtigen müssen. Sie versuchen ihr Bestes, haben dabei aber wenig Erfolg. Als berufsmäßige Pfleger sollten wir uns also über Lügner nicht ärgern. Unser Ärger entsteht oft, weil sie so schlecht lügen, dass ihre Lügengespinste offensichtlich sind. Wenn sie bessere Lügner wären, würde es uns gar nicht auffallen, dass sie nicht die Wahrheit sagen. Aber wir arbeiten mit Menschen mit Demenz, weil sie vieles nicht mehr so gut können, und die Lügen sind gewissermaßen Teil des Gesamtpakets.
- Drohen, wegzugehen oder jemanden zu schlagen.
- Weglaufen.
- Nach anderen schlagen, damit sie uns nicht zu nahekommen.
- Versuchen, durch Beleidigungen und Ähnliches gesellschaftliche Anerkennung zu erlangen.

Die Methoden in dieser zweiten Liste könnte man als herausforderndes Verhalten werten. Daher ist es wichtig, sich bewusst zu machen, dass dies Verhaltensstrategien sind, auf die ein Mensch mit Demenz zurückgreift, um eine Situation aufzulösen, nicht, um sie zu verschärfen. Wir sollten also versuchen, sein Verhalten ohne moralischen Filter zu betrachten. Das Verhalten an sich ist nicht falsch und die Alternative wäre vermutlich weit schlimmer. Wenn wir eine bestimmte Verhaltensweise ändern wollen, müssen wir uns auf die Grundsätze besinnen und herausfinden, warum sich jemand so verhält, wie er sich verhält. Dann sind wir in der Lage, so auf die Umstände einzuwirken, dass die Verhaltensweise nicht wieder auftritt.

Mit einem demenziell veränderten Menschen darüber reden zu wollen, was er falsch gemacht hat, ist nutzlos, denn damit unterstellt man, dass er lernen kann und sich für das nächste Mal an das erinnert, was man ihm sagt. In unserem Beispiel macht Ralph das, was ihm in der Situation am besten erscheint, und zwar mit jeder seiner Handlungen, auch wenn er schreit und weint und ohne Hose auf den Flur hinausläuft. Wenn wir die Situation auf das Affektregulationsmodell übertragen, wird klar, dass alle in der Eskalationsphase angewandten Methoden darauf abzielen müssen, der Person zu helfen, nicht die Selbstbeherrschung zu verlieren. Der Versuch der Pfleger, selbst die Kontrolle zu übernehmen, wie sie es tun, als sie Ralph festhalten, ist zum Scheitern verurteilt. Ralph kann nur kooperieren, wenn er die Kontrolle über sich selbst hat. Ebenso kann Nancy nur kooperieren, wenn sie das Gefühl hat, selbst die Zügel in der Hand zu halten und bestimmen zu können, wann es Zeit ist, aufzustehen.

ZUSAMMENFASSUNG

Wir Menschen versuchen immer, die Selbstbeherrschung nicht zu verlieren. Manchmal wenden wir zu diesem Zwecke gute Methoden an, greifen aber bisweilen auch auf Methoden zurück, die als herausforderndes Verhalten wahrgenommen werden, z.B. wenn wir lügen, um mit einer schwierigen Situation umzugehen, oder davonlaufen, wenn es ungemütlich wird. Menschen mit Demenz verhalten sich ebenso.

8 Affekte sind ansteckend

BEISPIEL

Bertha und Seymour

Es ist Nachmittag und im Pflegeheim herrscht eine friedliche Stimmung. Einige Mitarbeiter servieren den Bewohnern, die in kleinen Gruppen zusammensitzen und fernsehen, Kaffee. Bertha, eine der Bewohnerinnen, hat eine Empathiepuppe auf dem Schoß und spricht ab und zu mit ihr, während Seymour dasitzt und vor sich hinstarrt. Eine Prüferin, die für die Kontrolle der Stationen für demenziell veränderte Menschen der Gemeinde zuständig ist, kommt und sagt, dass sie die nächsten Stunden im Heim verbringen und den Alltag der Bewohner beobachten wird.
Pflegeassistentin Louise, die in der Küche beschäftigt ist, hat davon nichts mitbekommen und ruft ihrer Kollegin, die auf dem Flur zu tun hat, zu: „Sophie, hast du schon gehört, dass wir heute hohen Besuch kriegen?" Sophie antwortet, doch Louise kann sie nicht hören, daher wiederholt sie ihre Frage ein wenig lauter. Der Hausmeister kommt. Er muss eine Lampe reparieren und stellt mit lautem Geklapper eine Leiter auf. Im Hintergrund läuft der Fernseher. In diese Geräuschkulisse platzt eine weitere Mitarbeiterin, die sich winkend von ihren Kolleginnen verabschiedet: „Tschüss! Ich wünsch euch eine schöne Schicht!"
Bei den Bewohnern führen all diese Stimmen, Geräusche und Störungen im Raum dazu, dass sie einer nach dem anderen aufstehen, mit ängstlichem Blick umhergehen und die Pfleger suchen. Bertha, die sich bisher mit ihrer Puppe beschäftigt hatte, sieht auf und fragt: „Hallo? Hallo, muss ich wirklich hierbleiben?" Seymour geht in die Küche und fragt: „Was soll ich jetzt machen?" Gleich darauf steht ein anderer Mann, Eugene, entschlossen auf und meint: „Okay, ich muss ins Büro. Bis später." Er geht zur Tür und verschwindet nach draußen, während die Pfleger mit den anderen Bewohnern alle Hände voll zu tun haben. Erst als sich nach einer halben Stunde alles beruhigt hat, bemerken sie, dass Eugene nicht mehr da ist.

Affektansteckung und das Gehirn

Die Aussage „Alle Affekte sind ansteckend" stammt vom Psychologen Silvan Tomkins. Er gründete seine in den 1960er Jahren veröffentlichten Ideen auf Beobachtungen, die Psychologen bereits in den 1880ern gemacht hatten. Mehr als hundert Jahre später fand der Italiener Giacomo Rizzolotti heraus, wie dieser Prozess funktioniert. Er entdeckte, dass sich das Aktivitätsmuster im Gehirn eines Menschen, der gerade etwas macht, im Gehirn anderer Menschen spiegelt. Wenn die Person lächelt, zeigt sich im Gehirn aller anderen, die dieses Lächeln sehen, dasselbe Aktivitätsmuster, so als hätten sie selbst auch gelächelt. Folglich passiert es leicht, dass sie tatsächlich ebenfalls lächeln. Laut Rizzolotti sind sogenannte Spiegelneuronen für diesen Prozess verantwortlich.

Wir Menschen nehmen die Gefühle anderer dadurch wahr, dass wir von ihnen angesteckt werden. Das erklärt, warum es einfacher ist, selbst glücklich zu sein, wenn man mit glücklichen Leuten zusammen ist, und warum wir uns in der Gesellschaft ruhiger Menschen beruhigen. Die Ansteckungsintensität variiert jedoch. Manche Menschen lassen sich kaum von den Gefühlen beeinflussen, andere schon ein wenig mehr und wieder andere sind den Gefühlen anderer Menschen vollkommen ausgeliefert.

In einem Pflegeheim ist die Wahrscheinlichkeit groß, dass von allem etwas dabei ist, sodass die Atmosphäre durch die Stimmung sowohl der Bewohner als auch der Mitarbeiter geprägt ist. Das heißt jedoch auch, dass manche Menschen mit Demenz sehr heftig darauf ansprechen, wenn die Pfleger Grenzen setzen und schimpfen. Meist reagieren sie ihrerseits mit Schimpfen. Allein durch ihre Persönlichkeit und ihr Auftreten lösen diese Pfleger Angstgefühle in den alten Menschen aus. Das muss nicht zwangsläufig ein Problem sein, könnte aber bedeuten, dass diese Pfleger nicht mit den besonders affektsensitiven Bewohnern zu tun haben sollten.

Wenn wir uns das oben geschilderte Beispiel ansehen und zu den Grundsätzen des ersten Kapitels zurückkehren, kommen wir zu dem Schluss, dass die Mitarbeiter die Fähigkeit der Bewohner überschätzt haben, Affekte zu regulieren. Die Tatsache, dass sie anfangen, einander zuzurufen, löst bei Bertha und den anderen den Impuls aus, Strategien zu aktivieren, mit denen sie die Kontrolle behalten können (Hilfe bei den Pflegern suchen, zur Arbeit gehen wollen). Die Mitarbeiter sind für die Unruhe verantwortlich, die plötzlich im Raum entsteht. Sie müssen ihr Verhalten ändern.

Das wird umso wichtiger, je mehr Konflikte wir mit einer Person haben. Wenn wir mit einem Menschen immer wieder Konfliktsituationen erleben, reagieren wir normalerweise damit, dass wir mehr Entschlossenheit in Stimme und Körpersprache legen. Leider führt das dazu, dass der andere ebenfalls entschlossener reagiert und sich die Gefahr eines Konflikts erhöht. Dann wird vielleicht unsere Körpersprache deutlicher, indem wir Blickkontakt einfordern oder einen Schritt nähertreten, doch all diese Verhaltensweisen intensivieren die Affektübertragung auf unser Gegenüber und lassen den Konflikt sich zuspitzen.

Um eine solche Situation zu vermeiden, das Konfliktrisiko zu mindern und stattdessen die Möglichkeit einer positiven Auflösung zu erhöhen, sind die folgenden Aspekte wichtig:

- *Keinen Blickkontakt einfordern.* Blickkontakt ist ein einfaches Machtmittel, das besonders häufig in Eskalation mündet.
- *Blickkontakt nie länger halten, als Sie es in einer ruhigen Situation tun würden.* Den Blick eines anderen lange festzuhalten, intensiviert die Affektübertragung.
- *In einer potenziellen Konfliktsituation einen Schritt zurücktreten.* Wenn wir nähertreten, während wir eine Grenze setzen oder eine Forderung stellen, erhöhen wir das Stressniveau unseres Gegenüber beträchtlich.
- *Einen Schritt zurücktreten, wenn Sie eine Forderung stellen.* Der mit der Forderung verbundene Stress wird durch die verminderte Affektübertragung ausgeglichen.
- *Setzen Sie sich oder lehnen Sie sich an eine Wand, wenn sich Ihr Gegenüber in der Situation offenkundig nicht wohlfühlt.* Ein ruhiger Körper ist ebenso ansteckend wie ein angespannter: Er vermittelt Ruhe und das ist die Wirkung, die wir beim anderen erzielen wollen.
- *Ablenkung statt Konfrontation.* Dadurch, dass wir die Aufmerksamkeit des anderen ablenken, vermindern wir die Intensität der Affektansteckung, die zwischen uns entsteht, wenn wir Grenzen setzen wollen. Durch die Ablenkung bringen wir unser Gegenüber dazu, an etwas anderes zu denken. In der Eskalationsphase des Modells in Kapitel 6 ist Ablenkung sicher die wichtigste aktive Methode, die man anwenden sollte.
- *Fassen Sie den anderen nicht an, wenn Ihre Muskeln angespannt sind.* Muskelanspannung ist ebenso ansteckend wie Affekte. Falls unser Gegenüber uns packt, müssen wir also versuchen, uns zu entspannen, damit er loslässt. Unser erster Impuls geht normalerweise in die entgegengesetzte Richtung, doch sich zu entspannen ist nicht so schwierig, wie man meinen könnte.
- *Wenn Sie jemanden anfassen müssen, machen Sie es ruhig und bewegen Sie sich mit dem anderen, nicht gegen ihn.* Halten Sie ihn immer nur für ein paar Sekunden fest und lassen Sie dann los. Diese kurze Zeitspanne reicht, um Ihr Gegenüber abzulenken. Wenn Sie loslassen, erlangt der andere normalerweise seine Selbstbeherrschung zurück. Jemanden durch Festhalten bändigen zu wollen führt meist zu einer Eskalation des Konflikts.

Es gibt einen weiteren kleinen Grundsatz, der eigentlich ein eigenes Kapitel verdient hätte, den wir hier aber nur kurz anreißen wollen. Er lautet: „Wer gewinnt, verliert.“ Wenn wir in einem Konflikt mit einem Menschen mit

Demenz die Oberhand behalten, wird sich dadurch weder seine Lebensqualität noch seine Kooperationsbereitschaft verbessern. Da wir aber eigentlich niemanden verlieren lassen wollen, kann es auch keinen Gewinner geben. Statt den anderen in die Position des Gegenspielers zu bringen, müssen wir ihn dazu bewegen, in dieselbe Richtung zu gehen wie wir. Methoden, die vor allem auf Macht aufbauen, verfolgen einen anderen Zweck und helfen uns kaum, unsere Ziele in der Pflege umzusetzen.

ZUSAMMENFASSUNG

Affekte sind ansteckend. Wenn wir mit glücklichen Menschen zusammen sind, macht es uns glücklicher als die Gesellschaft trauriger oder deprimierter Menschen. Daher müssen wir uns sowohl unserer eigenen Gefühle als auch der Gefühle unserer Klienten bewusst sein. Durch den Einsatz aktiver Strategien, die die Affektübertragung vermindern, können wir herausforderndes Verhalten verhindern und steuern.

9 Konflikte bestehen aus Lösungen *und* Bei Versagen muss ein Aktionsplan her

BEISPIEL

Irma
Irma geht oft in die Zimmer ihrer Mitbewohner im Pflegeheim, und wenn die Pfleger ihr nachgehen, fühlt sie sich verfolgt. Dann versucht sie, ein paar kleine Gegenstände aus dem Zimmer zu schnappen, und läuft davon, um sie zu verstecken. Mehrere Bewohner und auch einige Angehörige haben sich beschwert. Bei einer Dienstbesprechung wird entschieden, dass Irma künftig einen Aufpasser an ihrer Seite haben soll, sodass sie nicht mehr in die Zimmer der anderen Bewohner geht. Vom ersten Tag an versucht Irma, ihrem Bewacher Ross zu entwischen. Im Laufe der ersten Woche gelingt es ihr zweimal, sich davonzumachen. Beide Male wird sie von der Polizei zurückgebracht. Beim dritten Versuch findet Ross sie noch vor der Polizei, doch als er sie ins Heim bringen will, schlägt sie ihn und zerkratzt ihm das Gesicht, sodass er gezwungen ist, sie festzuhalten. Es dauert lange, bis Irma sich beruhigt, als sie wieder in ihrem Zimmer ist.

Konflikte bestehen aus Lösungen

Auch der Grundsatz „Konflikte bestehen aus Lösungen" ist nicht so schwer zu verstehen. Wenn wir uns das Verhalten von Irma und Ross ansehen und dabei eine Aktion nach der anderen betrachten, erkennt man das einfache Muster, nach der sich die Situation entwickelt. Ein Mensch hat ein Problem. Er löst das Problem, doch normalerweise entsteht aus seiner Lösung ein Problem für einen anderen Menschen. Auch dieser Mensch löst sein Problem auf seine Weise, wodurch wiederum ein Problem für den ersten entsteht. Dessen Lösung schafft ein neues Problem für sein Gegenüber. Auf diese Weise entwickelt sich die Situation aus einer Reihe von Lösungen, die alle ein Problem für den Gegenspieler erzeugen. Mit jeder neuen Lösung steigt das Risiko einer Eskalation, bis es schließlich zu einer körperlichen Auseinandersetzung kommt.

In dem oben beschriebenen Beispiel hat Irma anfangs kein Problem. Sie genießt es, in die Zimmer der Mitbewohner zu gehen und ihre Sachen zu betrachten. Die Mitarbeiter des Heims haben aber sehr wohl ein Problem mit ihrem Verhalten und ihre Lösung ist, ihr auf Schritt und Tritt zu folgen. Diese Lösung wird für Irma jedoch zum Problem, das sie dadurch löst, dass sie Sachen aus den Zimmern mitnimmt, wenn sie sie fluchtartig verlässt. Sie versteckt sie, um sie später eingehend anzusehen. Für die Mitarbeiter ist das ein Problem. Und so beginnt die Situation, zu eskalieren. Die Mitarbeiter finden eine Lösung in Form eines Bewachers, der für Irma ein Problem darstellt, das sie durch Weglaufen löst. Weglaufen ist in den Augen der Mitarbeiter ein Problem, das Ross dadurch löst, dass er sie zurückbringt. Er packt sie hart an, damit sie ihm nicht das Gesicht zerkratzt. Nun ist der Konflikt in die Phase der körperlichen Gewalt getreten.

Ein solcher Konflikt lässt sich nur lösen, wenn die Spirale aus Lösungen und Problemen unterbrochen wird und eine der beiden Seiten eine Lösung findet, die für die andere Seite kein Problem darstellt. Und da wird es spannend. In den meisten Fällen dieser Art, mit denen wir bei unserer Arbeit konfrontiert werden, fragen wir uns, wie wir dem fraglichen Bewohner beibringen können, Lösungen für sein Problem zu finden, die keine neuen Probleme für die Mitarbeiter aufwerfen.

Aber wir, die Pfleger, sind die Profis. Wir sind diejenigen, die Verantwortung für den Alltag und für Wohlbefinden und Entwicklung der Bewohner tragen. Wie um alles in der Welt kommen wir also auf den Gedanken, dass es der Bewohner ist, der das Problem lösen soll? Uns fällt es viel leichter, eine Lösung zu finden, die kein neues Problem für ihn schafft.

In vielen der Situationen, die wir in diesem Buch schildern, glauben die Heimmitarbeiter, sie müssten gewinnen. Sie glauben auch, sie hätten das Recht, Entscheidungen zu treffen und die Situation zu beherrschen. Ihrer Ansicht nach sind es die Bewohner mit Demenz wie Nancy, Ralph und Irma, die ihr Verhalten ändern müssen. All diese Annahmen berauben die Mitarbeiter der Möglichkeit, etwas zu verändern, weil das Risiko, zu scheitern, bei dieser Grundeinstellung sehr hoch ist. Wir müssen also Lösungen mit einem geringeren Risiko finden.

Eine gute Lösung muss auf der Überlegung basieren, dass wir als Pfleger keine Probleme für Menschen mit Demenz schaffen. Irma löst ihre Probleme selbst. Sie hat nicht vor, als Verliererin dazustehen. Die Eskalation, die die Pfleger in ihrem Fall vorantreiben und die schließlich in physische Gewalt mündet, führt nur dazu, dass Irmas Strategien noch aggressiver werden. Und dann sind die Pfleger die Verlierer, denn ihre Aufgabe ist es, Irma ein schönes Leben zu bereiten, und das tun sie in dieser Situation nicht. Sie werden noch mehr Schläge und Kratzer abbekommen.

Als Profis haben wir die Verantwortung, die Wirkung unseres Handelns immer in Betracht zu ziehen, um rechtzeitig zu merken, wenn wir negative Affekte oder schlechte Gefühle erzeugen oder einen Konflikt eskalieren lassen. Wenn das der Fall ist, müssen wir anders handeln und versuchen, Lösungen zu finden, die keine Probleme für den Menschen mit Demenz schaffen. In Irmas Fall hätten die Mitarbeiter vielleicht versuchen können, herauszufinden, warum Irma in die Zimmer der anderen Bewohner ging. Möglicherweise hätten sie ihre Bedürfnisse und ihre Neugierde schließlich auf andere Weise befriedigt, z. B. mit anderen Aktivitäten, die für Irma einen Sinn ergaben. Dann wären sie diejenigen gewesen, die den Anstoß zu einer Aktivität gegeben hätten, nicht Irma. Vermutlich wären die Ideen der Mitarbeiter besser gewesen als die von Irma. Da sie ihr jedoch keine passende Aktivität anbieten konnten, hat Irma ihnen eine angeboten.

Damit kommen wir zu unserem nächsten Grundsatz: „Bei Versagen muss ein Aktionsplan her." Er entstand vor dem Hintergrund des Todes von Matthew Goodman. Matthew war ein 14-jähriger Junge mit intensivem Förderbedarf. Er besuchte eine besondere Schule, seine Arme und Beine waren durch Schienen fixiert. Er starb an Lungenversagen. Das Gericht wertete die physische Fixierung durch die Schule mit dem Ziel, die Bewegungsfreiheit eines Menschen einzuschränken, als pädagogisches Versagen, weil die Maßnahme zeigte, dass andere Methoden erfolglos geblieben waren. In diesem Fall führte das Versagen der Schule zu Matthews Tod. Vor diesem Hintergrund wurde „Matthews Gesetz" formuliert: „Alle Formen der Fixierung stellen ein Versagen dar. Bei pädagogischem Versagen muss immer ein Aktionsplan her."

Dass sich Ross als Aufpasser an Irmas Fersen heftet, wird ein Problem, wenn er sie festhalten muss, wenn sie aus dem Heim weglaufen will. Es gehört zu seinem Auftrag, führt aber nur dazu, dass Irma noch aggressiver reagiert. Als Ross sie aufhält und sie ihm das Gesicht zerkratzt, liegt ein pädagogisches Versagen vor. Also muss ein Aktionsplan her.

Vor allem in der Krisenphase ist es wichtig, die Person nicht in ihrer Bewegungsfreiheit einzuschränken. Jemanden in dieser Phase wegzutragen oder festzuhalten verlängert die Krise wesentlich. Außerdem hat ein Festhalten mit angespannten Muskeln zur Folge, dass beim anderen die Muskelanspannung zunimmt und das Stressniveau, der Adrenalinpegel und das Risiko einer körperlichen Auseinandersetzung steigen. Nur im Fall einer unmittelbaren Gefahr für Leben und Gesundheit ist es zulässig, jemanden festzuhalten. In den meisten Ländern wird ein solcher Schritt als Notfallmaßnahme angesehen und ist somit legal. Dass er legal ist, bedeutet aber nicht, dass er auf lange Sicht erfolgreich ist.

Notfallmaßnahmen sollten, wie der Begriff schon sagt, nur in Notfällen angewandt werden. Notfälle sind seltene und unvorhersehbare Ereignisse. Wir haben Pfleger kennengelernt, die uns berichteten, dass sie Bewohner regelmäßig festhalten, wenn sie sehr erregt sind. Eine solche Situation kann nicht als Notfall gelten. Immer wieder auftretende gewalttätige Ausbrüche sind keine unvorhersehbaren Ereignisse, sondern sollten uns Pfleger zu einer kritischen Betrachtung der Forderungen und Erwartungen motivieren, die wir in diesen Situationen an die Person stellen. Nur so können wir sie verhindern.

Das bedeutet, dass wir ein oder zwei Mal auf Notfallmaßnahmen zurückgreifen können, wenn eine neue Situation entsteht. Beim dritten Mal wird die Notfallmaßnahme jedoch zur Methode und ist nicht mehr vertretbar. Wir können Menschen also nicht in ihr Pflegeheim zurückzerren, während sie sich heftig wehren. Vielmehr müssen wir die Umstände so anpassen, dass diese Dinge nicht wieder vorkommen, und müssen uns einen Plan für den Fall zurechtlegen, dass sie doch wieder vorkommen. Bei pädagogischem Versagen muss immer ein Aktionsplan her.

ZUSAMMENFASSUNG

Zu einer Auseinandersetzung gehören immer mindestens zwei. Das heißt, dass es bei jedem Konflikt zwei Seiten gibt, die beide versuchen, ein Problem zu lösen. Wenn es uns als Pflegern gelingt, unsere Problemlösestrategien an die ungleiche Situation in der Altenpflege und der Pflege bei Demenz anzupassen und dabei die unterschiedlichen Fähigkeiten der Bewohner und unsere eigene offizielle Rolle in Betracht zu ziehen, werden wir in der Lage sein, viele Konflikte zu verhindern.

10 In Pädagogik und Pflege geht es darum, die richtigen Forderungen so zu stellen, dass sie funktionieren

BEISPIEL

Peter

Aischa sitzt im Stationszimmer, als Peter in seinem Rollstuhl hereingefahren kommt. Er ist sehr erregt und ruft: „Rufen Sie die Polizei! Rufen Sie die Polizei! Ich werde verfolgt!" Das stimmt insofern, als Adam, ein Heimmitarbeiter, unmittelbar hinter ihm steht und versucht, ihn daran zu hindern, ins Stationszimmer zu fahren. Je mehr Adam ihn jedoch zum Umkehren bewegen will, desto aufgeregter wird Peter.

Aischa überlegt, dass sich Peter vielleicht beruhigt, wenn ihm jemand zuhört, also nimmt sie ihn beim Wort, und tut so, als würde sie die Polizei anrufen. Zunächst bittet sie Peter um weitere Informationen, um sie an die Polizei weiterzugeben. Sie nimmt Stift und Papier zur Hand, um sich Notizen zu machen, und fordert ihn auf, ihr zu sagen, worum es geht. „Was ist passiert? Was soll ich der Polizei sagen?", fragt sie. „Sie folgen mir auf Schritt und Tritt und sagen mir, dass ich hier wohne. Und ich darf nicht selbst entscheiden, was ich essen will. Er gehört auch dazu." Er zeigt vorwurfsvoll auf Adam, der einen Schritt zurücktritt. „Okay, ich verstehe. Ich schreibe es nur schnell auf." Beim Schreiben spricht sie mit: „Sie entscheiden ..." Peter fährt fort: „Ja, und stellen Sie sich vor: Letztens stand ich einfach da und hab mit meinen Kindern ein Eis gegessen, und plötzlich waren sie wieder da und wollten, dass ich ..."

Peter schildert weitere Situationen, in denen er sich schlecht behandelt fühlte. Beim Erzählen wird er immer wütender. Also versucht Aischa, ihn von seinen erlittenen Ungerechtigkeiten abzulenken. „Wissen Sie was? Vor lauter Reden habe ich einen ganz trockenen Hals bekommen. Möchten Sie auch etwas trinken, während wir uns weiter unterhalten?" Sie holt zwei Gläser Wasser und beide trinken ein paar Schlucke, bevor sie das Gespräch fortsetzen. Dann versucht sie es mit der nächsten Ablenkung. „Also wirklich! Hier sitzen wir und reden und reden und wir haben uns noch nicht einmal richtig begrüßt." Sie streckt ihm die Hand entgegen und stellt sich vor. Peter sagt ihr, wie er heißt.

Nachdem Peter die verschiedenen Situationen geschildert hat, ist er nicht mehr ganz so hysterisch, sondern erzählt in ruhigerem Ton weiter. Unter anderem beschwert er sich, dass er seine Verlobte nicht anrufen dürfe. Diesen Wunsch kann ihm Aischa leicht erfüllen. Sie rufen seine Frau an und Peter erzählt ihr: „Ich hatte einen schrecklichen Tag, aber zum Glück bin ich jetzt bei meiner Anwältin und rede mit ihr. Sie ist wirklich gut." Nachdem er eine Weile mit seiner Frau gesprochen hat, beendet Peter das Gespräch. Er ist froh, dass er das tun konnte, was er tun wollte. Zum Schluss bittet er seine „Anwältin" um ihre Visitenkarte, die sie ihm natürlich gerne gibt. Zufrieden wendet er den Rollstuhl und fährt hinaus auf den Flur.

BEISPIEL

Gunlaya

Gunlaya hat Demenz im fortgeschrittenen Stadium. Sie kann nicht mehr sprechen und hat große Probleme, sich einen Reim auf ihre Umgebung zu machen. Für die Pfleger ist es schwierig, sie bei der täglichen Körperpflege zum Mitmachen zu bewegen. Vor allem beim Zähneputzen muss sie immer wieder von mehreren Pflegern festgehalten werden.

Die Mitarbeiter des Heims haben schon verschiedene Maßnahmen ausprobiert. Sie haben sie zum Zähneputzen an unterschiedliche Stellen in ihrem Zimmer oder in die Gemeinschaftsräume gebracht und versucht, ihr die Zähne zu wechselnden Tageszeiten zu putzen. Sie haben sich ihre Biografie angesehen (sie ist in Thailand aufgewachsen) und eine thailändische Zahnbürste besorgt, in der Hoffnung, dass sie sie erkennt. Keiner dieser Versuche war jedoch erfolgreich, sodass es weiterhin nötig ist, sie beim Zähneputzen festzuhalten. Den Mitarbeitern bereitet das allerdings schon längst kein Kopfzerbrechen mehr. Ohne Festhalten geht es nicht, es ist zu einem unvermeidlichen Bestandteil ihres Alltags mit Gunlaya geworden, da sie nicht kooperieren kann.

Das Problem verschwindet erst, als sie bei einer Überprüfung durch die Kontrollbehörde gefragt werden, welche Fähigkeiten Gunlaya noch hat. Sie erwidern, dass sie praktisch alle Fertigkeiten verloren hat, erstaunlicherweise aber noch in der Lage ist, selbstständig zu essen, sogar mit Messer und Gabel. Das bringt die Mitarbeiter auf die Idee, nach dem Abendessen die Gabel durch eine Zahnbürste zu ersetzen und abzuwarten, was passiert, wenn Gunlaya – zunächst versehentlich – die Zahnbürste in den Mund steckt. Sie haben Erfolg: Gleich beim ersten Mal putzt sich Gunlaya selbst die Zähne. Von nun wird es Teil der täglichen Routine und Gunlaya muss nicht mehr festgehalten werden.

Forderungen als pädagogisches Mittel

Der erste Teil des Grundsatzes, „In Pädagogik und Pflege geht es darum, die richtigen Forderungen zu stellen“, lässt sich leicht nachvollziehen. Wenn er wahr wäre, bräuchten wir keine Schulen, keine Universitäten und keine Pflegeheime. Bei pädagogischer Arbeit geht es immer darum, Menschen dazu zu bringen, Dinge zu tun, die sie nicht getan hätten, wenn sie nicht Teil eines Kontextes gewesen wären. Das trifft natürlich auch auf die Altenpflege zu. Alte Leute erhalten Unterstützung, entweder zu Hause oder in einer Pflegeeinrichtung, weil sie das nicht mehr tun können, was sie ihr Leben lang getan haben. Sonst würde es reichen, ihnen praktische Hilfe beim Putzen oder Kochen zukommen zu lassen.

Die Philosophin Martha Nussbaum sagt, dass alle pädagogische Arbeit und alle Arbeit in der Pflege bis zu einem gewissen Grad in das Grundrecht der Selbstbestimmung eingreifen. Das ist ein interessanter Standpunkt, der jedoch leicht zu verstehen ist, denn natürlich erlauben wir Menschen mit Demenz nicht, ganz allein zu entscheiden, was sie tun wollen, wie oft sie duschen, sich die Zähne putzen oder spazieren gehen. Schließlich sind sie in einem Pflegeheim, weil sie nicht mehr in der Lage waren, den Alltag allein zu bewältigen. Für uns als Pfleger bedeutet das eine große Verantwortung. Nussbaum ist der Ansicht, dass es an sich kein Problem sein dürfte, die Autonomie eines Menschen zu beschneiden. Wir müssen nur einen guten Grund dafür haben. Immer.

Die Argumente, die sich im Laufe unserer Arbeit in dieser Hinsicht als relevant erwiesen haben, sind folgende:

- *Gefahrenabwehr.* Menschen mit Demenz sollten sich vorzugsweise dort aufhalten, wo wir ein Auge auf sie haben können. Dieser Punkt ist kaum strittig, da sie sich leicht verlaufen können und sich verletzen oder gar ums Leben kommen, wenn sie sich selbst überlassen sind. In Schweden darf z.B. niemand eingesperrt werden, solange kein Gerichtsbeschluss vorliegt, der es erlaubt. Das kann entweder ein strafrechtlicher Beschluss oder ein Beschluss eines Vormundschaftsgerichts sein. Um Gefahren abzuwenden, versuchen wir trotzdem, zu verhindern, dass Heimbewohner das Heim verlassen, z.B. indem wir eine dunkle Fußmatte vor den Ausgang legen, wie in Kapitel 3 beschrieben. Mit derselben Begründung rechtfertigen wir Notfallmaßnahmen, etwa wenn wir jemanden festhalten, damit er nicht auf eine vielbefahrene Straße läuft.
- *Pflege.* Das Pflegeargument kommt z.B. oft im Zusammenhang mit Körperpflege ins Spiel. Um Gefahren abzuwehren, greifen wir bisweilen zu recht weitreichenden Methoden, die an Kontrolle und Dominanz grenzen. Für die

Pflege verbieten sich diese Methoden. Einen Menschen festzuhalten, der in den fließenden Verkehr zu laufen droht, wird nicht als übertrieben angesehen, einem Menschen mit Gewalt die Zähne zu putzen, wie in Gunlayas Fall, überschreitet für viele jedoch eine Grenze. Andererseits können wir Bewohner bei der Pflege mit unterschiedlichen Tricks und Kniffen beeinflussen, z.B. indem wir auf dem Wochenplan eine Schwimmstunde eintragen, um sicherzugehen, dass sie wenigstens einmal in der Woche duschen.

- *Autonomie stärken.* Das ist das ultimative Argument. Viele Menschen mit Demenz können mit hundertprozentiger Selbstbestimmung nicht umgehen. Normale Menschen können es auch nicht. In der Gesellschaft haben sich daher bestimmte Einschränkungen unserer Autonomie eingespielt. Der Straßenverkehr ist ein gutes Beispiel dafür. Der Gesetzgeber schreibt vor, dass wir nur auf einer Straßenseite fahren dürfen. Man könnte diese Vorschrift als einen schwerwiegenden Eingriff in die Autonomie normaler Menschen ansehen. Gleichzeitig erhöht sie unsere Chancen, tatsächlich an unser Ziel zu gelangen, denn wenn wir uns aussuchen könnten, auf welcher Straßenseite wir fahren wollen, würden wir nicht weit kommen. Parallel dazu würden viele Menschen mit Demenz nicht viel alleine tun können und würden apathisch dasitzen, wenn sie ohne Anstoß von außen sich selbst überlassen wären. Viele würden Hungers sterben, wenn man ihnen kein Essen vorsetzt. Aus diesem Grund bieten wir Aktivitäten an und servieren Mahlzeiten, sodass sie sich aussuchen können, was sie tun wollen. Allerdings beschränken wir ihre Wahlfreiheit jedes Mal, wenn wir sagen, dass es Zeit zu essen ist.

Einer der Grundsätze, die wir bereits ausgeführt haben, lautet: „Menschen tun immer das, was ihnen sinnvoll erscheint" (Kapitel 3). Dieses Konzept können wir uns zunutze machen, wenn wir das Verhalten eines Menschen in eine bestimmte Richtung steuern (weil wir einen guten Grund dazu haben). Etwas anzubieten, das einen Sinn ergibt, kann verschiedene Formen annehmen wie z.B. das Herstellen verständlicher Strukturen. Im Zusammenhang mit Regeln und räumlichen und zeitlichen Strukturen, die Vorhersehbarkeit schaffen, sind wir bereits darauf eingegangen. Diese Methoden bilden die Grundlage guter Pädagogik und Pflege. Wenn wir ein Gerüst aus guten und verständlichen Regeln haben und die räumlichen und zeitlichen Rahmenbedingungen gutes Verhalten und vorhersehbare tägliche Abläufe begünstigen, haben wir schon viel geschafft. Für Menschen mit Demenz ergeben manche Aktivitäten keinen Sinn, so sehr wir uns auch bemühen mögen. Wenn diese Aktivitäten wichtig sind, müssen wir einen Weg finden, sie in der gegebenen Situation verständlich zu machen. Wir müssen Sinn schaffen. Dazu bieten sich verschiedene Strategien an:

- *Das Gefühl des Eingebundenseins stärken.* Wenn ein Mensch mit Demenz das Gefühl hat, dass er am Entscheidungsprozess für eine Aktivität beteiligt war, fällt es ihm leichter, zu kooperieren. Das heißt nicht, dass er über alle Aktivitäten mitentscheiden oder sie in einem größeren Zusammenhang mitplanen muss. Manchmal reicht es, an kleinen Dingen beteiligt zu sein, z. B. bei der Frage „Wollen Sie dieses Handtuch oder das andere, wenn Sie gleich duschen?"
- *Ein Gefühl der Zugehörigkeit schaffen.* Wenn ein Mensch mit Demenz das Gefühl hat, dass die Mitarbeiter ihn wahrnehmen, stärkt das sein Selbstbewusstsein und sein Vertrauen in die Pfleger. Das reicht oft schon, um dem Befolgen von Anweisungen und dem Erfüllen von Forderungen einen Sinn zu geben. Allerdings müssen wir trotz allem darauf achten, keine zu hohen Erwartungen zu haben, da sonst das Vertrauen schwindet und herausforderndes Verhalten zunimmt. In der Altenpflege hat das „sollen wir" mittlerweile einen schlechten Ruf. „Sollen wir jetzt zur Toilette gehen?" zu sagen, wenn wir selbst nicht vorhaben, zur Toilette zu gehen, ist nicht angebracht. Gleichzeitig ist eine vergleichbare Formulierung völlig in Ordnung, wenn wir tatsächlich an einer Aktivität teilnehmen, denn vieles wird einfacher, wenn man es mit mehreren zusammen macht. Die Frage nach dem vermeintlich gemeinsamen Toilettengang ist in mancherlei Hinsicht interessant. Wenn wir zu einem Menschen mit Demenz sagen: „Sie müssen pinkeln gehen", weil wir die Wir-Formulierung umgehen wollen, beschränken wir sein Gefühl der Selbstbestimmung. Der Betroffene ist möglicherweise der Ansicht, dass dies keine Angelegenheit ist, die ein anderer für ihn entscheiden sollte. Eine bessere Formulierung wäre: „Sollen wir sehen, ob wir eine Toilette finden, damit Sie pinkeln können?"
- *Vorhersehbarkeit schaffen.* Je besser ein Mensch mit Demenz vorbereitet ist, desto einfacher ist es für ihn, mitzumachen. Daher ist es wichtig, kurz vor einer Aktivität zu erklären, was gleich passieren wird, vorausgesetzt die Person kann es sich für ein, zwei Minuten merken. Auch das bevorstehende Ende einer Aktivität sollte angekündigt werden. In einem Pflegeheim empfiehlt es sich jedoch, die Aktivitäten so ablaufen zu lassen, wie die Bewohner es gewohnt sind, und Dinge anzubieten, die sie früher immer wieder gemacht haben.
- *Sinnhaftigkeit durch Tricks verstärken.* Das Wort „fertig" ist in diesem Zusammenhang sehr nützlich. Wenn man mit einer Aktivität fertig ist, ist es nur natürlich, mit einer neuen anzufangen. Manche Aktivitäten haben einen

deutlichen Endpunkt, sie sind unverkennbar „fertig“, z.B. Mahlzeiten. Wenn wir also eine neue Aktivität mit den Worten „Wenn Sie mit dem Essen fertig sind, werden wir …“ vorbereiten, werden die meisten Menschen in der Lage sein, mit dem aufzuhören, was sie gerade tun, und zur nächsten Aktivität überzugehen. „Fertig“ eignet sich auch für Gruppensituationen. Wenn Sie z.B. einen Ausflug machen und möchten, dass sich alle auf die Rückkehr einstellen, können Sie ihnen ein Eis oder eine Banane anbieten und alle unterbrechen das, womit sie gerade beschäftigt sind, um zu essen. Sobald diese Aktivität „fertig“ ist, sind die Teilnehmer bereit, den Rückweg anzutreten. Bis drei zu zählen, ist ein weiterer Trick, der auf einfache und leicht verständliche Weise deutlich macht, dass gleich etwas passiert. Eine klassische Methode in der Pädagogik ist der Einsatz von Signalen. Wenn wir jemandem z.B. ein Handtuch reichen, ist es für ihn einfacher, die Verbindung zum Duschen herzustellen. Diese Methode eignet sich für schwierige Fälle, wie wir am Beispiel von Gunlaya gesehen haben. Mehrere Signale gleichzeitig erhöhen die Wirksamkeit, wenn Sie z.B. den Tisch decken, Essensdüfte durch die Räume wehen lassen und „Mittagessen ist fertig!“ rufen. Dann weiß jeder, was gleich passiert. Für Menschen, die aufgrund ihrer Demenz Orientierungsschwierigkeiten haben, ist das eine große Hilfe.

- *Motivierende Aktivitäten einsetzen.* Eine Aktivität interessanter oder lustiger machen, indem man aus einer langweiligen Aktivität einen Wettkampf macht oder eine Situation, die sich leicht zur Krise zuspitzen könnte, durch ein witziges Element auflockern.

Forderungen an einen Menschen mit Demenz zu stellen kann bedeuten, ihn zum Essen oder Duschen zu bewegen oder ihn dazu zu bringen, die Hand aus der Hose zu nehmen oder nicht in die Zimmer anderer Bewohner zu gehen. Kehren wir noch einmal zum Thema Grenzen und Grenzensetzen zurück. Wir müssen zwischen den Forderungen unterscheiden: Wenn ich will, dass jemand etwas tut, ist es etwas anderes, als wenn ich will, dass jemand etwas lässt.

Wenn wir ein schwieriges Verhalten stoppen wollen, das bereits im Gange ist, versuchen wir es oft mit klaren und zurechtweisenden Forderungen. Wie wir bereits aufgezeigt haben, besteht kaum eine Chance, durch das Setzen von Grenzen eine langfristige Verhaltensänderung zu bewirken. Grenzen zu setzen kann also bestenfalls eine Strategie für eine aktuelle Situation sein. Gleichzeitig birgt sie Risiken, wie eine norwegische Studie belegt. Physische Gewalt gegen Pfleger entsteht oft in Situationen, in denen dem Menschen mit Demenz Grenzen gesetzt werden, die aber auf lange Sicht keinerlei Aussicht auf Erfolg haben, sondern eher zu einer Konfliktsituation führen. In solchen Fällen ist es besser, auf Ablenkungsstrategien zurückzugreifen. Mit ihrer Hilfe können wir Dinge ins Spiel bringen, die die Person interessieren, ihre Aufmerksamkeit fesseln und ihren Gedanken eine andere Richtung geben. Noch einmal: Nicht jeder braucht diese Art der Intervention, doch bei denen, die sie brauchen, können Ablenkungen das Risiko eines Konflikts erheblich mindern.

ZUSAMMENFASSUNG

Bei Pädagogik und Pflege wollen wir Menschen dazu bewegen, mitzumachen oder Dinge zu tun, die sie sonst nicht tun würden. Bei Menschen mit Demenz bedeutet das, dass es nicht reicht, sie mit Forderungen zu konfrontieren. Vor erfolgreicher Arbeit können wir erst sprechen, wenn wir sie dazu bringen, das zu tun, was gut für sie ist. Dafür werden wir bezahlt.

11 Führen heißt kooperieren

BEISPIEL

Donald

Donald geht ruhelos im Flur auf und ab, wie ein Löwe im Käfig. Seine Körperhaltung drückt Stress und Frustration aus. Die anderen Bewohner sitzen mit den Pflegern im Wohnzimmer. Die Atmosphäre ist entspannt und vergnügt, sie singen und trinken Kaffee. Donald betrachtet das jedoch nicht als sinnvolle Aktivität und er wird immer nervöser und gereizter. Auf Leute, denen er auf dem Flur begegnet, wirkt er bedrohlich, sie haben offenkundig Angst vor ihm. Donald ruft: „Jetzt habe ich seit zehn Tagen diesen neuen Job und noch immer hat mir keiner gesagt, was ich tun soll." Und ein paar Minuten später: „Ihr kriegt überhaupt nichts geschafft, sitzt nur herum und trinkt Kaffee."

Prue, eine der Mitarbeiterinnen, sieht, dass Donald nicht besonders glücklich ist, und versucht es mit ein paar Ablenkungsstrategien. Sie fragt: „Donald, möchten Sie sich zu den anderen setzen und eine Tasse Kaffee trinken?" Nach kurzer Zeit fragt sie: „Haben Sie schon den neuen Fernseher im Wohnzimmer gesehen? Möchten Sie mit uns zusammen fernsehen?" Doch Donald wird immer ärgerlicher. „Meinen Sie wirklich, dass ich Kaffee trinken will? Wir haben verdammt nochmal den ganzen Tag nichts anderes getan. Und Ihr neuer Fernseher interessiert mich einen Dreck!"

Brenda, eine Kollegin von Prue, versucht es mit einer anderen Strategie (Validation, ein Grundsatz der personzentrierten Pflege), indem sie Donald ernstnimmt. Sie fragt: „Hat man Ihnen wirklich noch keine Arbeit gegeben?" Donald antwortet aufgebracht: „Ja! Und ich bin schon seit zwei Wochen hier!" Brenda fragt weiter: „Was würden Sie denn gerne machen, wenn Sie die Wahl hätten?" Donald antwortet: „Vielleicht in einer Werkstatt arbeiten, mit Werkzeugen." Diesen Gedanken greift Brenda auf: „Möchten Sie drechseln oder schnitzen oder so?" Hier scheint das Gespräch zu entgleisen, Donald sieht Brenda verwirrt an. Sie versucht, wieder auf die richtige Spur zu kommen, indem sie an seine Worte anknüpft: „Sie wollen etwas mit Werkzeugen machen?" „Ja, schließlich bin ich ein alter Werkzeugmacher", antwortet er.

Daran schließt sich eine lange Unterhaltung über Donalds berufliche Vergangenheit an, wo er gearbeitet hat und worauf er besonders stolz ist. Je länger sie über das reden, was Donald wichtig ist, desto ruhiger wird er. Nach drei bis vier Minuten beendet er das Gespräch: „Tja, ich gebe ihnen noch zwei Wochen. Wenn ihnen bis dahin nichts eingefallen ist, soll es mir egal sein. Dann setze ich mich zur Ruhe." Brenda antwortet: „Oh, das klingt spannend. Haben Sie schon Pläne für Ihren Ruhestand?" „Ach, ich weiß nicht. Irgendwas fällt mir schon ein." Dann nimmt er seine Wanderung durch den Flur wieder auf, ohne jedoch andere böse anzustarren. Schließlich bleibt er stehen und wippt auf den Füßen auf und ab.

Führen

Der Grundsatz „Führen heißt kooperieren" erscheint auf den ersten Blick widersprüchlich. In der Pflege bei Demenz ist er jedoch ein fundamentales Konzept. Manchmal ist es nicht sicher, dass derjenige, der geführt werden soll, versteht, dass er geführt werden soll. Und manchmal erwarten ältere Menschen eine Art von Führung von uns, die wir gar nicht anbieten. Es ist also alles nicht so einfach.

Die oben geschilderte Situation mit Donald ist wirklich erstaunlich. Er erwartet, dass jemand für ihn Entscheidungen trifft: ein Chef, der ihm sagt, was er zu tun hat. Aber leider findet sich niemand, der ihm Anweisungen gibt, jedenfalls nicht so, wie er es erwartet, denn natürlich führen die Mitarbeiter die Bewohner und geben auch Anweisungen.

Wenn sich die Pfleger in dieser Situation für das Setzen von Grenzen entschieden hätten, wäre sie vermutlich außer Kontrolle geraten. Donald will, dass jemand für ihn entscheidet, aber nur über die Dinge, die er bestimmt. Die Mitarbeiter dürfen ihm gerne sagen, was er in der Werkstatt machen soll. Aber niemand hat ihm zu sagen, wann es Zeit zum Kaffeetrinken ist. Das entscheidet er selbst. Und hier zeigt sich, was beim Führen in der Altenpflege und der Pflege bei Demenz wesentlich ist: Es geht immer um die Erwartungen der alten Menschen.

Tatsächlich trifft diese Erkenntnis auch auf viele andere Bereiche zu, doch in der Altenpflege wird sie besonders offensichtlich, denn das Bild vieler alter Menschen von sich und ihrer Situation ist durch eine Wahrnehmung beeinflusst, die nicht mit der Realität übereinstimmt. Sie leben in einer anderen Zeit, in einer Zeit, in der sie ihre eigenen Entscheidungen treffen konnten. Daraus folgt für uns, dass wir außerordentlich vorsichtig sein müssen, nicht autoritär aufzutreten, doch es heißt nicht, dass wir nicht führen sollten. Allerdings muss man darauf achten, dem alten Menschen das Gefühl zu geben, involviert zu sein.

Hobbes und Rawls

Führen ist schwierig. Die verfügbaren Forschungen beziehen sich meist auf Geschäftsbetriebe, was natürlich etwas anderes ist als das Führen in der Altenpflege. Aber wir können von den großen Denkern lernen. Einer von ihnen war der englische Philosoph Hobbes, der im 17. Jahrhundert lebte. Er befürwortete eine Regierungsform, die wir heute als Diktatur bezeichnen würden, und schlug vor, dass das Volk im Tausch gegen Sicherheit, Gerechtigkeit und allgemeines Wohlergehen seine Freiheit aufgibt und alle Macht in die Hände eines Führers legt. Wenn dieser Führer diese Bedürfnisse nicht erfüllt, nimmt sich das Volk seine Freiheit zurück. Beispiele für eine solche Entwicklung haben wir in Osteuropa in den 1990er Jahren und in jüngerer Vergangenheit im Zusammenhang mit dem arabischen Frühling gesehen. In Demokratien kann man ein vergleichbares Phänomen beobachten, allerdings mit demokratischen Mitteln in Form von freien Wahlen.

Hobbes' Grundsätze lassen sich auf unsere Arbeit übertragen. Wir tun, was unser Vorgesetzter sagt, weil er für unsere Bezahlung und ein gutes Arbeitsumfeld sorgt. Im Prinzip beruht das Zusammenspiel zwischen unseren Klienten und uns auf denselben Vertragsbedingungen. Die alten Menschen geben ihr Recht auf Selbstbestimmung auf und bekommen dafür Hilfe und Wohlbefinden. Wenn wir als Pfleger unseren Teil des Vertrags nicht einhalten, nehmen sie wieder Besitz von ihrer Selbstbestimmung, entweder indem sie die Dinge infrage stellen oder indem sie sich fernhalten. In der Pflege bei Demenz ist die Lage jedoch ein wenig komplizierter.

Der Philosoph John Rawls beschrieb mithilfe einiger Grundsätze ein weiteres Phänomen. Im ersten Grundsatz geht er davon aus, dass sich die Gesellschaft aus vielen Menschen zusammensetzt, die nicht füreinander entscheiden, die aber miteinander kooperieren müssen. Ein Ausdruck von Kooperationsbereitschaft ist die Tatsache, dass wir uns unseren Mitmenschen gegenüber anständig verhalten. Wir leben zusammen, als hätten wir miteinander einen Vertrag abgeschlossen, der etwa besagt: „Wenn du dich benimmst, benehme ich mich auch." Solange sich alle daran halten, gibt es kein Problem. Schwierig wird es erst, wenn einer von uns sich nicht wie vorgesehen verhält. Dann kommt Rawls zweiter Grundsatz ins Spiel: „Wenn du dich nicht benimmst, respektiere ich deine Rechte nicht mehr."

Diese Prinzipien gelten für die gesamte Gesellschaft. Wir sind uns z. B. weitgehend einig, dass es in Ordnung ist, eine Geschwindigkeitsbegrenzung ein wenig zu überschreiten. Das gilt noch als akzeptables Verhalten. Wenn jemand aber viel zu schnell fährt, sind wir empört und finden, dass man dem Fahrer den Führerschein abnehmen sollte. Und wenn uns ein Maserati mit mehr als

400 Stundenkilometern überholt, denken wir, dass die Polizei das Auto konfiszieren sollte. Wir respektieren das Recht des Eigentümers auf sein Gefährt nicht mehr. Rawls Grundsatz bezieht sich jedoch nur auf Situationen von Gleichen unter Gleichen. Im Straßenverkehr sind wir alle gleich, also müssen wir uns benehmen. In der Gesellschaft als Ganzes sind wir ebenfalls gleich und das bedeutet, dass wir uns auch im gesellschaftlichen Rahmen benehmen müssen, wenn wir unsere Rechte behalten wollen.

Nussbaum

In manchen Situationen sind wir allerdings gar nicht gleich, wie die Philosophin Martha Nussbaum treffend beschreibt. Sie weist z. B. darauf hin, dass sich Menschen mit Behinderung von anderen unterscheiden, weil sie auf Hilfe angewiesen sind. Dadurch entsteht ein Machtgefälle, Behinderte und Nicht-Behinderte begegnen einander nicht auf Augenhöhe. Menschen mit Behinderung sind auf andere angewiesen, die anderen sind aber nicht auf sie angewiesen, sodass Behinderte von Anfang an weniger Rechte haben als andere.

Menschen mit Demenz, die in Pflegeheimen leben, haben nicht das Recht, sich allein draußen zu bewegen. Wir haben ihnen dieses Recht genommen, weil sie nicht damit umgehen können. Das haben wir einfach entschieden, ohne eine rechtliche Grundlage. Oft haben sie sich selbst an dieser Entscheidung beteiligt, können sich daran aber nicht mehr erinnern. Da Menschen mit Demenz nicht die gleichen Rechte haben wie der Rest der Bevölkerung, müssen sie sich nicht benehmen. Daher rufen wir nicht die Polizei, wenn sie jemandem den Pullover wegnehmen oder ohne Erlaubnis in das Zimmer eines Mitbewohners gehen. Wir rechnen damit, dass so etwas passiert.

Bei der Pflege bei Demenz finden wir uns oft in Situationen wieder, in denen unsere Klienten meinen, sie seien uns ebenbürtig. Das ist nicht der Fall und stellt eine besondere Herausforderung dar. Manchmal müssen wir unsere Macht einsetzen, um sicherzustellen, dass sie sich die Zähne putzen, duschen, nicht weglaufen usw. Da sie denken, dies seien Dinge, die sie selbst entscheiden sollten, können wir ihnen nicht sagen, was sie zu tun und zu lassen haben. Für Donald ist es völlig in Ordnung, dass sein Chef entscheidet, was er in der Werkstatt tun soll, aber auch nur in der Werkstatt. Was die anderen Bereiche seines Lebens angeht, so geht er davon aus, dass Rawls Grundsätze gelten. Er trifft seine Entscheidungen, andere Leute treffen ihre Entscheidungen und alle benehmen sich. Also erwartet Donald, dass die Pfleger ihm gegenüber höflich sind und ihn ernstnehmen. Für ihn gehört das zum Sich-Benehmen: Wir nehmen einander ernst. Ihn zu ermuntern, den ganzen Tag fernzusehen und Kaffee zu trinken widerspricht jedoch seiner Vorstellung von Benehmen, also wehrt er sich dagegen. Als Brenda schließlich Donalds Wahrnehmung der Situation ernst nimmt, beruhigt er sich. Damit kann er umgehen, denn er ist wieder bei Rawls Grundsätzen angelangt.

Brenda weiß jedoch, dass die Welt anders ist. Es ist ihre Aufgabe, dafür zu sorgen, dass Donald sich entspannt und nicht frustriert ist. Sie muss die Führung übernehmen und sicherstellen, dass es Donald gutgeht, so wie Hobbes es beschrieben hat. Anders als bei Hobbes legt Donald die Führung aber nicht einfach in Brendas Hände, sondern glaubt, dass er allein zurechtkommt.

Das ist der Kern der personzentrierten Pflege und der Pflege bei Demenz im Allgemeinen. Wir müssen so arbeiten, dass wir die alten Menschen zur Kooperation mit uns bewegen. Wir entscheiden nicht für sie, stattdessen vermitteln wir ihnen das Gefühl, dass wir gemeinsam entscheiden. Aus diesem Grund müssen Pfleger in diesem Bereich der Altenpflege hochqualifiziert sein und sollten höher bezahlt werden als Menschen in Führungspositionen in Unternehmen.

Das bringt uns dazu zurück, dass Situationen verständlich sein und Sinn ergeben müssen. Wie alle anderen Menschen tun demenziell veränderte Menschen das, was *am verständlichsten* ist und *am ehesten Sinn ergibt.* Für uns als Pfleger bedeutet das, dass wir das gewünschte Verhalten in jeder Situation zu etwas machen müssen, was am sinnvollsten ist. Hier kommt wieder das ins Spiel, was wir bereits besprochen haben: Räumliche Grenzen, Regeln und Aktivitäten müssen einen Sinn ergeben, doch es ist wichtig, dass all das auf einem Gefühl der Zugehörigkeit basiert.

Macht und Redefreiheit

Bevor wir fortfahren, möchten wir ein weiteres Thema im Zusammenhang mit Macht beleuchten. Es gibt Situationen, in denen wir einander ebenbürtig sind, z. B. unter Freunden oder Partnern. In solchen Situationen gelten Rawls Grundsätze „Du entscheidest nicht für mich und ich entscheide nicht für dich", „Wenn du dich benimmst, benehme ich mich auch" und „Wenn du dich nicht benimmst, respektiere ich deine Rechte nicht mehr". Doch dann entscheidet Ihr Partner oder Freund eines Tages vielleicht plötzlich etwas, was er Ihrer Meinung nach nicht entscheiden sollte, über Ihren Kopf hinweg. Sie protestieren und stellen klar, dass sich die Machtverhältnisse verschoben haben und Sie das nicht akzeptieren. Schließlich ist Ihre Beziehung eine Beziehung unter Ebenbürtigen. Wenn ein Protest jedoch nicht hilft, werden Sie vielleicht sehr viel unhöflicher, als Sie es eigentlich wollten. Ihr Gegenüber hat dann zwei Alternativen:

- Er kann sagen: „Tut mir leid. Natürlich entscheide ich nicht für dich." Die Ebenbürtigkeit ist wiederhergestellt.
- Er kann sagen: „Du b… K…" Die Ebenbürtigkeit ist wiederhergestellt. Sie sind beide b… K…

Mit Beschimpfungen hinterfragen wir Macht, vor allem, wenn wir der Meinung sind, dass die Macht nicht in den richtigen Händen liegt. Aus diesem Grund ist es wichtig, dass wir als professionell Pflegende Beschimpfungen nicht persönlich nehmen, sondern sie als Hinweis verstehen, dass wir etwas anders machen müssen. Vielleicht schimpft der demenziell veränderte Mensch, weil er meint, dass jemand für ihn entscheidet, und sein Affektzustand steigert sich derart, dass er droht, die Beherrschung zu verlieren. Schimpfen ist also etwas, was wir aus der speziellen Perspektive der Demenzerkrankung betrachten müssen.

BEISPIEL

Howard

Howard ist verärgert. Er kann seine braune Hose nicht finden und sucht überall danach, nur mit einer Unterhose bekleidet. Außerdem ist da eine fremde Frau in seiner Wohnung, die ihn dazu überreden will, eine graue Trainingshose anzuziehen. Dabei würde ihm im Traum nicht einfallen, in einer Trainingshose herumzulaufen.

Howard versteht nicht, warum die Frau in seiner Wohnung ist. Also fragt er sie: „Was machen Sie in meiner Wohnung? Und warum sollte ich diese schreckliche Hose anziehen? Können Sie nicht weggehen?" Aber sie geht nicht weg. Howard wird wütend. „Sie dumme Kuh! Verschwinden Sie oder ich werfe Sie raus." Er geht drohend auf sie zu.

In Howards Welt benimmt sich die Frau nicht so, wie sie sollte. Er begreift nicht, was sie in seiner Wohnung zu suchen hat. Und er wird nicht zulassen, dass sie ihm vorschreibt, welche Hose er anziehen soll. Er trifft ja auch keine Entscheidungen für sie, also trifft sie auch keine für ihn. Und schon gar nicht in seiner Wohnung.

BEISPIEL

Tori

Tori arbeitet in dem Pflegeheim, in dem Howard lebt. Sie soll dafür sorgen, dass Howard einen guten Tag hat, und dazu gehört, dass er sich anzieht, um an den Gemeinschaftsaktivitäten teilnehmen zu können. Sie hat den Eindruck, dass er verwirrt durch das Zimmer läuft, in Schubladen und unter dem Bett nachsieht und Sachen auf den Boden wirft. Dabei hat er nur eine Unterhose an. Als sie ihn fragt, wonach er sucht, sagt er: „Meine Hose." Sie hält ihm seine Hose hin, sodass er sie anziehen kann, die schöne neue Hose, die seine Tochter gekauft hat, weil er Mühe hatte, die alte allein anzuziehen. Trainingshosen lassen sich viel leichter anziehen.

Plötzlich bleibt Howard stehen, sieht sie gebieterisch an und sagt ihr, sie solle gehen. Sie kann aber nicht gehen, denn er ist ja noch nicht angezogen und sie muss ihm helfen. Also setzt sie sich, woraufhin er drohend auf sie zukommt und sie eine dumme Kuh nennt. Tori verlässt fluchtartig das Zimmer. Bei der nächsten Mitarbeiterbesprechung schildert sie die Situation als Beispiel dafür, wie schlecht die Arbeitsbedingungen sind.

In Toris Welt benimmt sich Howard nicht so, wie er soll. Er sollte sie nicht beschimpfen oder bedrohen. Schließlich versucht sie nur, ihm zu helfen.

Das Problem ist, dass Tori ihm erst helfen kann, wenn er versteht, dass er Hilfe braucht. Er denkt jedoch, dass sie ihn herumkommandieren und für ihn entscheiden will. Und so jemanden kann er mit Fug und Recht als dumme Kuh bezeichnen. In Howards Welt sind er und Tori ebenbürtig, daher müssen sie sich beide benehmen. In Toris Welt hat sie jedoch das Recht, für Howard zu entscheiden, also sind sie nicht ebenbürtig. Bei zwei so unterschiedlichen Ausgangspunkten stehen die Chancen schlecht, dass sich die Situation positiv entwickelt. Die Mitarbeiter sollten dafür sorgen, dass jeder Bewohner einen guten Tag hat, dabei aber darauf achten, dass keiner von ihnen das Gefühl hat, jemand würde für sie entscheiden, denn dann ist es für Howard in Ordnung, Tori eine dumme Kuh zu nennen. Wenn Tori eine bessere Lösung finden will, dann muss sie die Verantwortung dafür übernehmen, z. B. indem sie Howard dazu bringt, zu entscheiden, dass er die Trainingshose anziehen will.

BEISPIEL

Howard

Howard ist verärgert. Er kann seine braune Hose nicht finden und sucht überall danach, nur mit einer Unterhose bekleidet. Außerdem ist da eine fremde Frau in seiner Wohnung und er versteht nicht ganz, was sie hier will. Sie fragt: „Wonach suchen Sie?" „Meine Hose", antwortet Howard. Sie zeigt auf eine hässliche graue Trainingshose. „Meinen Sie die?" „Nein", sagt er. „Ich trage keine Trainingshosen. Ich habe eine braune Hose mit Bügelfalte." „Okay", sagt Tori. „Ich helfe Ihnen beim Suchen." Sie sieht sich um.

Nachdem sie eine Weile gesucht haben, sagt sie: „Ich sehe keine braune Hose. Können Sie nicht die hier anziehen? Wir wollten doch mit den anderen Kaffee trinken gehen." Erst will Howard nicht. Die Trainingshose

> sieht aus wie eine Schlafanzughose und im Schlafanzug kann man doch nicht Kaffee trinken gehen. Doch als ihre Suche erfolglos bleibt, zieht er schließlich doch die graue Trainingshose an. Das ist immer noch besser, als in der Unterhose beim Kaffeetrinken zu erscheinen.

Hier erkennt Tori Howards Perspektive an und bringt ihn dazu, die Trainingshose anziehen zu wollen. Sie löst das Problem. Und an ihren Arbeitsbedingungen hat sie nichts auszusetzen.

ZUSAMMENFASSUNG

Altenpflege und Pflege bei Demenz unterscheiden sich grundsätzlich von anderen pädagogischen Zusammenhängen und Pflegesituationen, denn die Betroffenen wissen nicht, dass es die Mitarbeiter sind, die entscheiden. Sie glauben, dass sie ihre eigenen Entscheidungen treffen. Für uns als Pfleger heißt das, dass wir sie immer dazu bringen müssen, dass sie entscheiden, zu kooperieren. Wir können also nicht autoritär auftreten, sondern müssen sie dazu bringen, das zu tun, was gut für sie ist, und zwar so, dass sie glauben, sie würden selbst entscheiden.

Teil 2: Fallbeispiele und Aktionspläne

Im zweiten Teil des Buches stellen wir dar, wie sich der Grundsatz der Verantwortlichkeit umsetzen lässt, wie wir die Werkzeuge finden, die wir bei unserer Arbeit brauchen, und wie wir sie anwenden. Schließlich liegt es in unserer Verantwortung, die Aufgabe zu erfüllen, die die Gesellschaft uns übertragen hat. Und für Fehlschläge gibt es keine guten Ausreden.

Wir werden uns drei Situationen ansehen und versuchen, sie im Zusammenhang mit den Grundsätzen zu verstehen, um die es im ersten Teil des Buches geht. Mithilfe des Modells (Abb. 6.1) aus Kapitel 3 analysieren wir die Situationen und finden Wege, effizient mit ihnen umzugehen.

12 Wir arbeiten in einer Autowerkstatt

Zu Beginn des zweiten Teils des Buches skizzieren wir den Ablauf. Dazu bedienen wir uns einer einfachen Metapher: Wir arbeiten in einer Autowerkstatt. Es ist unsere Pflicht, die Aufgabe zu erfüllen, die die Gesellschaft uns anvertraut hat: Wartung und Reparatur alter Menschen. Wir warten und reparieren und dafür brauchen wir gutes Werkzeug und geeignete Methoden.

Wenn ein Auto eine Panne hat, bringen wir es für gewöhnlich in eine Werkstatt. Im Grunde gehen wir mit dem Mechaniker einen Vertrag ein. Wir vereinbaren, dass er seine Arbeit macht und dafür bezahlt wird. Als Autobesitzer erwarten wir, dass der Mechaniker seinen Teil des Vertrags erfüllt, und er erwartet im Gegenzug, dass wir unseren Teil des Vertrags ebenfalls erfüllen. Der Vertrag legt fest, wer für was verantwortlich ist und welche Konsequenzen es hat, wenn einer der Vertragspartner sich aus der Verantwortung stiehlt. Die Gesellschaft ist einen ähnlichen Vertrag mit den Altenpflegern eingegangen. In der Pflege haben wir dafür zu sorgen, dass Menschen mit Demenz ein gutes Leben haben und so lange wie möglich leben.

Stellen Sie sich vor, dass Sie Ihr Auto zu einer Routineinspektion in die Werkstatt gebracht haben. Ein Ölwechsel steht an und der Mechaniker soll nachsehen, dass alles richtig funktioniert. Als Sie das Auto abholen wollen, verlangt der Mechaniker zuerst sein Geld, also bezahlen Sie ihn. Aber dann scheint alles aus dem Ruder zu laufen. Vielleicht sagt der Mechaniker:

- „Den Ölwechsel habe ich nicht vorgenommen. Für einen Ölwechsel muss man die Ablassschraube abdrehen und das Öl ablassen. Und die Schraube ließ sich nicht lösen. Wenn das Auto nicht mitmacht, kann es nicht meine Verantwortung sein, das Öl zu wechseln."
- „Den Ölwechsel habe ich nicht vorgenommen. Für einen Ölwechsel muss man die Ablassschraube abdrehen und das Öl ablassen. Bei Ihrem Wagen hat die Schraube einen Durchmesser von etwas mehr als 15 mm. Leider habe ich keinen passenden Schraubenschlüssel. Normalerweise hat die Schraube einen Durchmesser von 17 mm. Dazu habe ich einen Schraubenschlüssel."
- „Ich habe keinen Ölwechsel gemacht. Und Sie können Ihr Auto auch nicht mitnehmen. Wir müssen erst auf die Polizei warten. Für einen Ölwechsel muss man die Ablassschraube abdrehen und das Öl ablassen. Bei Ihrem Wagen hat die Schraube einen Durchmesser von knapp 15 mm. Leider habe ich keinen passenden Schraubenschlüssel. Normalerweise hat die Schraube einen Durchmesser von 17 mm. Dazu habe ich einen Schraubenschlüssel. Aber Ihre Schraube misst genau 15,875 mm, also habe ich es mit einem 16 mm-Schraubenschlüssel versucht. Als ich die Schraube lösen wollte, ist

der Schraubenschlüssel abgerutscht und ich habe mir die Fingerknöchel so heftig am Fahrgestell aufgeschlagen, dass sie angefangen haben, zu bluten. Hier in unserer Werkstatt dulden wir keinerlei Gewalt, also habe ich das Auto der Polizei gemeldet. Sie müssen warten, bis die Polizei hier ist."

- „Wir haben hier in der Werkstatt Personal abgebaut, daher hatte ich keine Zeit, mich um Ihr Auto zu kümmern. Aber es war hier und Sie müssen verstehen, dass wir mit unserem Budget nicht alle Aufgaben erfüllen können."
- „Den Ölwechsel habe ich nicht vorgenommen. Ich weiß nicht, wie das geht. Aber ich habe es ein paar Stunden versucht und will dafür natürlich bezahlt werden."
- „Den Ölwechsel habe ich nicht vorgenommen. Als ich anfangen wollte, an dem Auto zu arbeiten, fuhr ich es in die Wagenhalle und da hat es plötzlich mit seinen Motorteilen um sich geworfen. Sie flogen durch die ganze Halle. Natürlich kann ich unter solchen Bedingungen nicht arbeiten. Also habe ich es wieder auf den Hof hinausgeschoben. Sie müssen es mitnehmen, hier ist es nur im Weg. Aber ich möchte trotzdem bezahlt werden. Schließlich hatte ich jede Menge Arbeit, weil ich all die Autoteile aufsammeln und saubermachen musste."
- „Den Ölwechsel habe ich nicht vorgenommen. Offenbar fahren Sie viel zu schnell, sodass das Öl rascher aufgebraucht ist als normal. Wenn Sie Ihr Auto weiterhin so behandeln, kann es nicht meine Verantwortung sein, das Öl öfter zu wechseln."

Vermutlich sind wir uns einig, dass Sie diese Werkstatt nicht wieder aufsuchen werden. Sie erwarten, dass ein Mechaniker, dem Sie Ihr Auto anvertrauen, seine Arbeit macht und sich um Wartung und Reparaturen kümmert und die Verantwortung dafür übernimmt. Sie verlassen sich darauf, dass er sich Hilfe holt, wenn er etwas selbst nicht kann, und Sie gehen davon aus, dass er die richtigen Werkzeuge zur Hand hat. Und Ausreden wie die finanzielle Situation der Werkstatt wollen Sie schon gar nicht hören.

Leider begegnen wir in der Pflege bei Demenz bisweilen Pflegern, die so denken wie dieser Mechaniker. Sie begreifen nicht, dass es ihr Job ist, sicherzustellen, dass die Menschen mit Demenz ein gutes Leben haben, gut versorgt sind und das Gefühl haben, ihr Leben überblicken zu können. Und diese Pfleger haben viele gute Ausreden parat: Die Menschen mit Demenz sind nicht ausreichend motiviert, sie haben nicht genug Fähigkeiten und nicht die nötige Kompetenz. Das ist offensichtlich nicht in Ordnung.

Wir werden die Werkzeuge und Methoden genauer ansehen, die wir brauchen, um die täglichen Aufgaben zu bewältigen. Die Grundlagen haben wir bereits im ersten Teil des Buches behandelt, doch im zweiten Teil beschäftigen wir uns mit der konkreten Umsetzung.

13 Ein Beispiel aus dem täglichen Leben

BEISPIEL

Roddy

Roddy ist vor Kurzem ins Pflegeheim gezogen, nach dem Tod seiner geliebten Frau. Er kam zu Hause nicht mehr allein zurecht. Roddy hat sein ganzes Leben im Gefängniswesen gearbeitet. Er war immer sehr gewissenhaft und hatte zum Schluss eine führende Position inne. Vom ersten Tag im Heim an weigert sich Roddy, in seinem Zimmer zu bleiben. Stattdessen geht er ins Stationszimmer, wenn die Mitarbeiter gerade eine Besprechung abhalten wollen. Kate, eine der Pflegerinnen, bringt ihn zu den anderen Bewohnern ins Wohnzimmer und sagt ihm, dass er dort bleiben soll. Roddy teilt ihr laut und unmissverständlich mit, was er davon hält. Während der Besprechung führt Roddy drei Bewohnerinnen in willkürlich ausgesuchte Zimmer und schiebt einen Mann im Rollstuhl in den Abstellraum. Als die Pfleger nach der Besprechung aus dem Stationszimmer kommen, hören sie Hilferufe aus dem Abstellraum. Roddy ist derweil dabei, eine Dame im Rollstuhl den Flur hinunterzuschieben. Sie ruft laut: „Ich will nicht mitkommen!" Roddy brüllt sie an: „Seien Sie still und kommen Sie mit!"

Kate läuft ihm nach, packt den Rollstuhl und sagt: „Sie können Doris nicht einfach mitnehmen." Roddy ist offensichtlich aufgewühlt; er versetzt Kate einen Stoß, sodass sie hinfällt. Er schnappt sich den Rollstuhl und setzt seinen Weg mit Doris fort. Kate folgt ihm und ruft: „Roddy, bleiben Sie stehen! Doris will nicht mitkommen und Sie können sie nicht einfach irgendwo hinschieben. Entweder Sie gehen ins Wohnzimmer und entspannen sich oder Sie gehen in Ihr Zimmer. Aber auf keinen Fall schieben Sie die Leute durch die Gegend. Sie haben hier nicht das Sagen."

Als sie Roddy eingeholt hat, legt sie ihm die Hand auf die Schulter. Roddy wirbelt herum und versetzt ihr einen Kopfstoß. Kates Kollegin Theresa drückt den Alarmknopf und gleich darauf erscheinen drei Pfleger, die Roddy packen und zu Boden werfen. Er spuckt und zischt und versucht, sie zu beißen. Die Stationsschwester ruft den Arzt und bekommt die Erlaubnis, ihm eine Beruhigungsspritze zu geben. Nach einer Weile bringen sie ihn zu Bett. Nach diesem Ereignis beschließen die Pfleger mit dem Arzt, Roddy mit Antipsychotika zu behandeln.

Ein Konflikt

Vor dem Hintergrund der Grundsätze, die wir bisher behandelt haben, ist die Situation nicht so schwer zu verstehen. Kate unterstellt, dass Roddy weiß, dass er nicht zu den Mitarbeitern gehört. Daher glaubt sie, es reiche, wenn sie ihn aus dem Stationszimmer ins Wohnzimmer bringt und ihm sagt, er solle dort bleiben. Ihre Forderung funktioniert jedoch nicht so, wie sie es sich vorgestellt hat, denn Roddy setzt sich keineswegs hin und entspannt sich. Offenbar hat sie ihre Forderung nicht so vorgebracht, dass sie wirkt.

Als die Mitarbeiter nach der Besprechung merken, womit Roddy gerade beschäftigt ist, wird Kate autoritär und setzt Grenzen mit Formulierungen wie „Auf keinen Fall tun Sie dies oder das" und „Sie haben hier nicht das Sagen". Darauf ist Roddy nicht vorbereitet. In seiner Welt ist er der Chef und er ist dabei, Ordnung zu schaffen. Als Kates Versuch, Grenzen zu setzen, nicht funktioniert, verstärkt sie ihre Bemühungen. Sie hat nicht verstanden, dass Roddy sich nur dann gut benimmt, wenn er kann. Bei Kate nimmt die Affektintensität also schneller zu als bei Roddy. Als sie die erste Grenze setzt, ist das ein Affekttrigger für Roddy. Er versteht nicht, was vor sich geht, seine Frustration nimmt zu und er steuert auf die Eskalationsphase zu. Kate intensiviert seinen Affekt dadurch, dass sie ihm nachgeht und ihn anfasst. Das ist zu viel für ihn und er verliert die Beherrschung.

In der Situation, die sich nun entwickelt, vergessen alle Mitarbeiter, dass Roddy nicht kooperieren kann, solange er die Beherrschung nicht wiedererlangt hat. Sie nehmen ihm die Möglichkeit, zu kooperieren, indem sie ihn erst festhalten und ihm dann mit einer Beruhigungsspritze die letzte Chance auf Selbstbeherrschung rauben. Der einzige Grund für Roddys Verhalten liegt in der Tatsache, dass er versucht hat, die Situation mit den ihm zur Verfügung stehenden Mitteln zu lösen.

Kate gewinnt nicht. Roddy auch nicht. Zuerst versucht Kate, zu gewinnen, doch als Roddy sie wegstößt, wird ihr vermutlich klar, dass ihr Plan nicht aufgegangen ist, und so setzt sie den Konflikt fort. Und bekommt einen Kopfstoß. Nach dem Einsatz von Gewalt haben sie und ihre Kollegen schließlich das Gefühl, gewonnen zu haben. Darüber ließe sich streiten, doch Roddy hat ganz sicher verloren. Und auch die Mitarbeiter haben verloren. Sie haben die Chance verpasst, Roddy zur Kooperation zu bewegen, und Roddys Lebensqualität wird sich auf lange Sicht erheblich verschlechtern. Die Gabe von Antipsychotika hat möglicherweise Auswirkungen auf seine Lebenserwartung. Letzten Endes haben alle verloren.

Bei diesem Beispiel erfüllen die Pfleger ihre Aufgabe nicht zufriedenstellend. Man könnte also sagen, dass sie ihren Vertrag mit der Gesellschaft nicht eingehalten haben. Und das Ergebnis? Roddy hat ein schreckliches Erlebnis und eine düstere Zukunftsprognose. Wer ist dafür also verantwortlich? Leider ist die Antwort klar: die Mitarbeiter. Bedauerlicherweise muss man davon ausgehen, dass niemand aus dieser Situation gelernt hat.

In allen Pflegeheimen treten solche Situationen immer wieder auf. Wir deuten Verhaltensweisen falsch, wir setzen zu hohe Erwartungen in die Fähigkeiten der demenziell veränderten Bewohner, wir reagieren impulsiv, statt die Dinge zu durchdenken. Dann ist es wichtig, dass wir uns die Situation bewusst machen und sicherstellen, dass sie nicht wieder auftritt. Allerdings gibt es hier ein Problem: Aufgrund des Machtverhältnisses zwischen den Bewohnern und uns sind wir es, die schildern, was passiert ist. Unsere Darstellung hat das größere Gewicht.

Kate geht es vermutlich nicht anders als den meisten von uns: Es wird ihr schwerfallen, zuzugeben, dass sie zu der Eskalation der Situation mit Roddy beigetragen hat. Stattdessen wird sie ihr Handeln verteidigen: Schließlich hat sie sich genau wie Roddy nur um eine Lösung des Konflikts bemüht. Das Problem ist, dass sie sehr viel mehr Verantwortung trägt als Roddy. Daher hätte sie Lösungen finden müssen, die keine neuen Probleme für ihn schaffen.

Um dazulernen zu können, brauchen Pfleger einen Kontext, in dem solche Situationen diskutiert werden, ohne Schuldzuweisungen und ohne dass ein Mitarbeiter an den Pranger gestellt wird.

Grundsätzlich ist es immer eine gute Idee, sich zusammenzusetzen und die Situation in Bezug auf das Affektregulationsmodell zu besprechen, wenn ein Konflikt zwischen Pfleger und demenziell verändertem Bewohner darin mün-

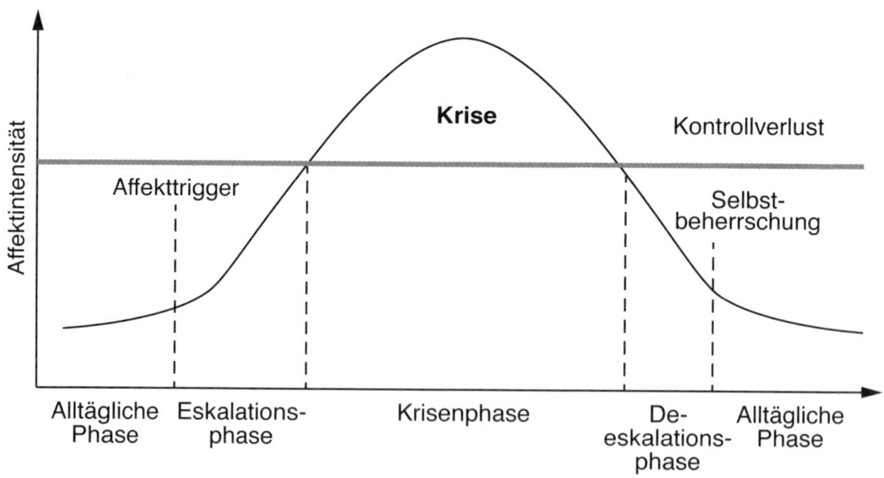

Abb. 13.1: Das Affektregulationsmodell

det, dass der Bewohner flucht, Mitarbeiter schlägt, wegläuft oder mit Sachen um sich wirft.

Die Fragen, die wir uns in den unterschiedlichen Phasen des Modells stellen sollten, basieren auf den Konzepten der personzentrierten Pflege und des Low Arousal (Schlüsselbegriffe sind kursiv abgesetzt). Wir gehen von der Situation mit Roddy als Beispiel aus und arbeiten uns Schritt für Schritt durch das Affektregulationsmodell und seine Phasen.

In der ruhigen alltäglichen Phase stellen sich die Mitarbeiter folgende Fragen:

- Wer hat was gesagt?
- Welche Erwartungen hatten wir an Roddys Fähigkeiten?
- Waren diese Erwartungen realistisch?
- Gab es angemessene *Strukturen* und *Hilfestellungen* für Roddy, um die Erwartungen zu erfüllen?
- War das Umfeld *ruhig* genug?
- Fühlte sich Roddy als *Teil des Kontextes* oder hatte er das Gefühl, ausgeschlossen zu sein?
- Haben wir alles getan, um Roddy ein Gefühl der *Zugehörigkeit* zu vermitteln?
- Hat Roddy sich an Aktivitäten beteiligt, die für ihn einen *Sinn* ergaben?

Dann folgen diese Fragen:

- Hat unser Verhalten bei Roddy als Affekttrigger gewirkt?
- Wenn ja: Wie können wir sicherstellen, dass das nicht wieder passiert?
- Waren *Wärme* und Freundlichkeit in unserem Umgang mit Roddy spürbar?
- Wie haben wir sichergestellt, dass Roddys Wohlfühlniveau hoch ist?
- Sind seine psychologischen Bedürfnisse generell erfüllt?
- Sollten die *Strukturen* und *Hilfestellungen* für Roddy verändert werden?

In der Eskalationsphase, in der der größte Teil des Konflikts zwischen Kate und Roddy stattfindet, stellen sich die folgenden Fragen:

- Auf welche Lösungen greift Roddy zurück?
- Wären seine Strategien, *mit der Situation umzugehen,* in seinem früheren Leben akzeptabel gewesen?
- Hatte er die Möglichkeit, *sich zu sammeln* und die *Beherrschung zu behalten?*
- Haben wir Strategien angewandt, die darauf abzielten, Roddys eigene Wahrnehmung der Situation anzuerkennen (Validation)? Welche Strategien waren das?

- Wurde Roddy wie ein *ebenbürtiger Kooperationspartner* behandelt?
- Haben wir Strategien angewandt, die für Roddy neue Probleme schufen und für die er neue Lösungen finden musste? Welche waren das?
- Haben wir unsere *Forderungen* in der Eskalationsphase verstärkt? Wie?
- Haben wir in der Eskalationsphase Strategien angewandt, um Roddy zu helfen, seine *Selbstbeherrschung zu behalten* (z.B. Abstand halten, Blickkontakt vermeiden, sich wegdrehen)? Welche?
- Haben wir mit unserer *Körpersprache* und unserem *Ton* Roddys Fähigkeit, nicht die Beherrschung zu verlieren, eher eingeschränkt (deutliche und beharrliche Körpersprache, direkter, fordernder Blickkontakt, nicht genügend Abstand, erhobene Stimme, anfassen)? Wenn ja, wie?
- Haben wir *Ablenkungsstrategien* angewandt, um Roddy aktiv zu helfen, seine Selbstbeherrschung zu behalten? Welche? Welche Wirkung haben sie gezeigt?

In der Krisenphase stellen sich folgende Fragen:

- Konnten wir ruhig bleiben, als Roddy in der Krisenphase war?
- War die Situation gefährlich?
- Falls die Situation gefährlich war: Wurde sie schnell und effizient aufgelöst, ohne den Konflikt zu intensivieren?
- Führte die Auflösung zu einer Steigerung von Roddys *Wohlbefinden?*
- Beinhaltete unsere Art, die Situation aufzulösen, irgendeine *Gefahr* für Roddy?
- Wenn die Situation nicht gefährlich war: Haben wir uns zurückgehalten und nicht interveniert?
- Haben wir Strategien angewandt, um eine Intensivierung der Krise zu verhindern (kein Blickkontakt, Abstand halten usw.)? Wenn ja, welche?

Die folgenden Fragen stellen sich in der Deeskalationsphase:

- Hatte Roddy genügend Raum und Ruhe, um sich beruhigen zu können?
- Hat unser Verhalten dazu geführt, dass die Situation erneut eskaliert ist (z.B. Grenzen setzen, Zurechtweisungen, Anweisungen geben und negative Konsequenzen für Roddys Verhalten aufzeigen oder neue Anforderungen stellen, bevor Roddy bereit ist)? Was waren die Auslöser?
- War *Trost* verfügbar?
- Ist es uns gelungen, Roddys Wahrnehmung der Situation zu bestätigen *(Validation)?*

Schließlich kommen wir wieder zur alltäglichen ruhigen Phase, für die sich die folgenden Fragen stellen:

- Welche *Strukturen* müssen verändert werden, damit eine solche Situation nicht wieder entsteht?
  - Physische Strukturen?
  - Regelbezogene Strukturen?
  - Zeitbezogene Strukturen?
- Haben wir einen *Aktionsplan* parat, der vermutlich funktioniert, falls dieselbe Situation wieder entsteht?

In Bezug auf den Konflikt zwischen Kate und Roddy lassen sich diese Fragen leicht beantworten. Wenn wir sie Schritt für Schritt durchgehen, wird klar, dass Kate fast nichts richtig gemacht hat. Mit den Fragen soll jedoch geklärt werden, wie die Mitarbeiter als Ganzes eine solche Situation künftig verhindern können. Daher geht es beim Teamgespräch nicht um Kates Fehler, sondern um Strategien für den Wiederholungsfall. Das nennt man einen Professionalisierungsprozess, bei dem der Fokus vom Individuum zur Methode wechselt. Tatsächlich ist es nicht sonderlich interessant, zu erfahren, warum sich Kate so verhalten hat, ob ihr Verhalten falsch war und welche Konsequenzen es hatte. Viel interessanter für Kate und ihre Kollegen ist, was sie unternehmen können, wenn die Situation das nächste Mal auftritt. Um ihre Arbeit besser zu machen, sollten sich ihre Diskussionen nicht um Schuldzuschreibungen, sondern allein um die Methode drehen. Im Idealfall führen ihre Gespräche zu Änderungen ihrer Arbeitsweise und zu einem verbindlichen Aktionsplan, dem alle folgen, wenn sich eine Konfliktsituation wie die in den Diskussionen besprochene anzubahnen droht.

Welche Änderungen Kate und ihre Kollegen nach dem Konflikt mit Roddy einführen, formulieren sie so:

- Roddy darf mit den Mitbewohnern nicht allein gelassen werden. Ein Pfleger muss immer in der Nähe sein, der die tägliche Struktur und Pflege aufrechterhält, selbst während einer Dienstbesprechung.
- Vor einer Dienstbesprechung sorgen wir dafür, dass Roddy mit einer sinnvollen Aktivität beschäftigt ist.
- Wenn er versucht, uns ins Dienstzimmer zu folgen, haben wir zwei Möglichkeiten:
  - Wir stellen einen Kollegen ab, der ihm hilft, seine Aktivität wieder aufzunehmen. Erst, wenn er wieder an seinem Platz sitzt, kann der Kollege zur Besprechung zurückkehren.
  - Wir lassen Roddy an der Besprechung teilnehmen.

- Wir erkennen Roddys Wahrnehmung der Realität während des gesamten Ablaufs der Situation an.
- Wir erheben nicht die Stimme.
- Wir halten Roddy nicht fest.

Nach einer schwierigen Situation ist es immer ratsam, dass wir als Pfleger gemeinsam überlegen, was wir tun sollten, und es ist wichtig, dass dieses Gespräch von allen im Team gut aufgenommen wird. Das bedeutet nicht, dass wir mit dem beteiligten Mitarbeiter über sein Verhalten reden müssen (dabei würden wir davon ausgehen, dass er aus der Situation lernen wird und sich anders hätte verhalten können, was irrelevant ist). Wesentlich ist, dass wir gute Methoden und Strategien entwickeln, die Ruhe in unruhige Situationen bringen. Es könnte z.B. eine gute Idee sein, dem Menschen mit Demenz die Möglichkeit zu geben, sich zurückzuziehen und allein zu sein, wenn er es möchte, oder ihm eine gemeinsame ruhige Aktivität vorzuschlagen, von der wir wissen, dass sie ihm Spaß macht.

Einen kleinen Punkt sollten wir nicht übersehen: Bei unserer Arbeit hören wir bisweilen das Argument, dass man sich schlecht fühlen sollte, wenn etwas schiefgegangen ist, weil sich auf diese Weise das Risiko verringert, dass es wieder passiert. Damit sind wir ganz und gar nicht einverstanden. Wir brauchen nicht zu befürchten, dass die Gefahr eines Gewaltausbruchs zunimmt, weil es uns gelungen ist, dass sich die Person nach dem Konflikt geborgen und zufrieden fühlte. Der Gedanke, dass auf ein negatives Verhalten eine negative Konsequenz folgen sollte, unterstellt, dass die Person aus der Erfahrung lernt. Das haben wir bereits besprochen. Demenz bedeutet, dass man nicht mehr lernt. Außerdem ist der Gewaltausbruch selbst mit so viel negativem Erleben verbunden, dass man das Ganze unmöglich als eine positive Situation empfinden kann. Menschen mit Demenz wollen sich nicht wirklich streiten. Sie wollen sich benehmen. Wenn sie sich streiten, dann nur, weil es für sie in der gegebenen Situation den meisten Sinn ergibt. Und wenn das der Fall ist, sollte man vielleicht besser das ändern, was für die Person einen Sinn ergibt, bevor der Konflikt ein weiteres Mal aufkommt. Zu diesem Zweck erstellen wir einen Aktionsplan.

Aktionspläne

Aktionspläne für Konfliktsituationen sind einfache Listen mit Vorschlägen, wie wir uns als Pfleger verhalten, wenn sich ein Konflikt zusammenbraut. Sie sollten personalisiert sein, also auf den einzelnen Bewohner zugeschnitten. Viele sind sicher der Ansicht, dass Aktionspläne nur eine weitere unnötige Form der Dokumentation darstellen. Allerdings sollten wir nicht vergessen, dass wir

Aktionspläne nicht für hypothetische Situationen formulieren und dass viele unserer Bewohner keinen Aktionsplan brauchen, weil wir mit ihnen nicht in Konfliktsituationen geraten, die ohne Aktionsplan nicht zu lösen sind.

Die Arbeit an einem Aktionsplan beginnt mit einer Liste von Warnzeichen, also mit Verhaltensweisen, die der Betroffene an den Tag legt, wenn eine Situation droht, aus dem Ruder zu laufen. Vielleicht redet er auffallend viel, geht umher, spricht lauter als sonst oder kaut an seinen Fingern. Dabei handelt es sich um Verhaltensweisen, die die Person normalerweise nicht zeigt, die wir aber vor einer Zuspitzung einer Situation beobachtet haben.

Ein guter Aktionsplan besteht aus fünf Schritten.

1. *Raum schaffen, um die Strategien zu validieren, mit denen die Person selbst versucht, die Situation in den Griff zu bekommen.* Wenn das nicht hilft, gehen Sie weiter zu Schritt 2.
2. *Einfache Ablenkungen einsetzen, die in der Vergangenheit funktioniert haben.* Das könnte bedeuten, zu dem Betroffenen zu treten und mit Hilfe der eigenen Ruhe beruhigend zu wirken, ihm behutsam und entspannt helfen, seine täglichen Verrichtungen fortzusetzen oder Ähnliches. Wenn das nicht hilft oder wenn die Person darauf negativ reagiert, gehen Sie weiter zu Schritt 3.
3. *Aktive Ablenkungen einsetzen, die in der Vergangenheit funktioniert haben.* Das könnte bedeuten, mit der Person über Dinge zu reden, die ihr Spaß machen, kleine Witze mit ihr zu machen oder etwas Ähnliches. Das Hauptaugenmerk liegt hier auf einem konstruktiven Kontakt. Eine weitere Möglichkeit wäre, dem Betroffenen etwas zu essen oder eine Tasse Kaffee anzubieten, ihn als Person zu ermutigen und anzuerkennen oder eine Form der Kooperation einzufädeln. Wichtig sind ein freundlicher, ruhiger Ton und der Fokus auf der Selbstbeherrschung der Person. Wenn das nicht hilft, gehen Sie weiter zu Schritt 4.
4. *Beruhigende Gesten einsetzen.* Wenn sich die Person nahe oder über der Affektgrenze und somit in der Krise befindet, ist das Affektniveau meist so hoch, dass man mit normalen pädagogischen Mitteln nicht mehr an sie herankommt. Anstatt wortreich zu versuchen, den Affekt zu mildern, gleichgültig, ob zum Zwecke der Validation oder der Ablenkung, ist es effektiver, ruhig zu bleiben, physische Distanz zu wahren und Blickkontakt zu vermeiden. Wichtig ist eine entspannte Körpersprache, die sich nicht an die Person im Affekt richtet, z.B. indem man auf dem Boden oder dem Sofa sitzt. Das signalisiert Ruhe und Gelassenheit und zeigt auch, dass man Zeit hat, was in dieser Situation nicht unerheblich ist. Man kann auch versuchen, den Affekt dadurch aufzulösen, dass man für eine Weile aus dem Raum geht und es später selbst noch einmal versucht oder einen Kollegen bittet, es zu versuchen. Wenn das nicht reicht, gehen Sie weiter zu Schritt 5.

5. *Die Situation unterbrechen oder warten, bis sie sich von selbst auflöst.* Eine gute Faustregel ist, dass die meisten Menschen nach ein paar Minuten die Kraft verlässt und sie von selbst aufhören, mit Möbeln um sich zu werfen. In einer solchen Situation müssen Sie in erster Linie darauf achten, dass keine anderen Bewohner in der Nähe sind (bieten Sie ihnen andere Aktivitäten an). Man kann auch einfach abwarten, bis sich der Affekt so weit abgeflacht hat, dass die Person für neuerliche Bemühungen offen ist. In manchen Fällen, wenn z.B. zwei Menschen mit Demenz aneinandergeraten sind und die Situation gefährlich ist, ist es ratsam, die Streithähne zu trennen, indem man sich mit ihnen bewegt, sie ganz kurz festhält und sofort wieder loslässt. (Längeres Festhalten intensiviert Konflikt und Krise). Wiederholen Sie diese Schritte gegebenenfalls mehrmals, bis die Person in der Krise beginnt, sich zu beruhigen. Die Idee, mit Bewegungen zu intervenieren, stammt von dem britischen Psychologen Andy McDonnell. Dabei bewegt man sich mit der Person und führt sie, indem man die Bewegungen verstärkt, wenn sie in dieselbe Richtung gehen, in die die Person sich bewegt, und nach ein paar Sekunden loslässt. Dabei sollte nie Gewalt angewendet werden, da sie den Konflikt intensiviert und außerdem die Gefahr von Stürzen birgt, die leicht mit Knochenbrüchen enden können, was niemand wollen kann. Die Strategie der begleitenden Bewegungen ist eine sehr wirkungsvolle Ablenkungsstrategie, fällt jedoch in die Kategorie der physischen Maßnahmen und sollte daher nur im Notfall angewandt werden.

Dass der Aktionsplan ausgerechnet fünf Stufen umfasst, geht auf die Erfahrungen der Mitarbeiter einer Behinderteneinrichtung in Malmö in Schweden zurück. Nach einigen Experimenten stellten sie fest, dass sie, wenn sie sich an die oben beschriebene Abfolge hielten, nur selten bis zum fünften Schritt kamen. Eine Abfolge von mehr oder weniger Schritten führte dagegen häufiger zu krisenhaftem Verhalten.

Aktionsplan für Roddy

Ein auf Roddy zugeschnittener Aktionsplan könnte folgendermaßen aussehen:

1. *Ruhig bleiben.* Wenn Roddy ärgerlich wird, liegt es meist daran, dass er etwas nicht verstanden hat. Wir reden mit ihm und gehen dabei von seiner Wahrnehmung der Situation aus (z.B., dass er eine leitende Position im Gefängniswesen bekleidet oder dass er helfen will). Wir achten darauf, dass sich diejenigen, die er wegbringt, nicht ängstigen, sondern die Situation als positiv erleben. Wir könnten Roddy folgendermaßen ansprechen:

- „Hallo, Roddy. Mein Name ist X." (Eine ausgestreckte Hand ermuntert Roddy, ebenfalls die Hand auszustrecken.)
- „Hallo, Roddy, da sind Sie. Wohin gehen Sie?"
- „Kann ich eben ein paar Worte mit Doris reden, bevor Sie mit ihr weitergehen?"

2. *Roddy auf seinen Wegen begleiten.* Wir sprechen ruhig mit ihm und der Person, die er wegbringt. Wir helfen ihm, anzuhalten und umzudrehen, indem wir die Situation von seiner Warte aus betrachten. Beispiele: „Gut, dass Sie da sind, Roddy. Ich bräuchte dringend Ihre Hilfe. Würden Sie mit mir ins Wohnzimmer kommen?" Oder kürzer: „Gut, dass Sie da sind, ich brauche Ihre Hilfe. Bitte, kommen Sie schnell mit." Wenn das nicht hilft oder er negativ darauf reagiert, gehen wir zu Schritt 3 über.
3. *Mit Roddy über sein Auto reden.* Er hatte einen Mercedes, der ihm wirklich am Herzen lag und den er mit viel Hingabe gepflegt hat. Bei Gesprächen über sein Auto bessert sich seine Laune immer und seine Kooperationsbereitschaft steigt. Eine andere Möglichkeit: Gespräche über Fußball. Roddy war sein Leben lang Fußballfan und reagiert immer positiv auf das Thema. Mit Gesprächen über Autos oder Fußball können wir ihn meist zum Umkehren bewegen. Eine weitere gute Möglichkeit: Roddy sagen, dass es Zeit für eine Kaffeepause im Wohnzimmer sei, und ihm eine Tasse Kaffee eingießen. Das funktioniert fast immer. Dabei bleiben wir unverändert freundlich. Was ebenfalls oft funktioniert: Wir halten ihm einen Gegenstand wie ein Handtuch oder eine Schachtel hin und sagen: „Können Sie das mal eben halten, Roddy?" Wenn das nicht hilft, gehen wir zu Schritt 4 über.
4. *Roddy weitergehen lassen und Ablenkungsmanöver starten, wenn er ins Wohnzimmer zurückkommt, um einen anderen Bewohner zu holen.* Er lässt sich einfacher ablenken, wenn er nicht gerade jemanden wegbringt. Nach Möglichkeit sollte ihn bei seiner Rückkehr ins Wohnzimmer ein anderer Pfleger ansprechen als der, der es bereits mit ihm versucht hat. Wir kümmern uns außerdem um den Bewohner, den Roddy schon weggebracht hat, und holen ihn nach einer Weile ins Wohnzimmer zurück. Wenn Roddy zu aufgedreht ist oder sich schon in der Krisenphase befindet, gehen wir zu Schritt 5 weiter.
5. *Die anderen Bewohner nach und nach aus dem Wohnzimmer in ihre Zimmer zu bringen.* Wenn das Wohnzimmer leer ist und niemand mehr da ist, den Roddy im Rollstuhl wegfahren oder dem er nachgehen könnte, wird er normalerweise ruhiger. Nach einer Weile kann ein Pfleger, mit dem er im Laufe der Situation noch nichts zu tun hatte, eine Aktivität anbieten, die ihm Spaß macht. Danach warten wir noch zehn Minuten, bevor wir die anderen Bewohner wieder ins Wohnzimmer holen.

14 Menschen mit großen sozialen Bedürfnissen

BEISPIEL

Dennis

Dennis ist ein jüngerer Mann Mitte vierzig, der jeden Monat eine Woche zur Entlastungspflege ins Heim kommt. Die Mitarbeiter haben große Probleme, ihn zu aktivieren, und haben den Eindruck, dass er sie absichtlich provoziert. Sie berichten, dass er davonläuft, wenn sie mit ihm an einer Wiese oder Weide spazieren gehen, nur um sie zu ärgern. Bei Spaziergängen durch das angrenzende Wohngebiet tritt er außerdem oft gegen Dinge am Wegesrand.

Wenn Dennis aus seinem Zimmer in den Flur kommt, nimmt er Anlauf und schlägt gegen die Lampe, die von der Decke baumelt. Wenn er im Wohnzimmer sitzt, streckt er das Bein aus, wenn jemand vorbeigeht. Und als wäre all das nicht genug, hat er die Angewohnheit, sich von hinten an die weiblichen Mitarbeiter anzuschleichen. Denn versucht er, ihre BH-Träger zu packen und sie langzuziehen. Beim Loslassen lacht er laut.

Dennis ist ein geselliger Mann, der gerne mit anderen zusammen ist. Nur leider beherrscht er die gesellschaftlichen Gepflogenheiten nicht mehr so gut. Also tut er, was er kann, um mit den Mitarbeitern in Kontakt zu kommen. Die Arbeit mit Dennis unterscheidet sich von der Arbeit mit anderen demenziell veränderten Menschen, vor allem seines Alters wegen. Er hat wesentlich mehr Energie als die meisten Menschen in den Achtzigern.

Die Pfleger denken, dass Dennis sie necken will, wobei das Necken sowohl ins Flirten als auch ins Drangsalieren abgleiten kann. Moralisch bewerten wir diese beiden Seiten des Neckens sehr unterschiedlich. Neckereien als Teil des Flirtens sind akzeptabel, solange die Grenzen eingehalten werden, innerhalb derer sich beide Beteiligten wohlfühlen. Drangsalieren ist jedoch nie akzeptabel. Dennis kann bei seinen Neckereien keine Grenzen beachten, weil er nicht so differenziert agieren kann, wie es nötig wäre, um im Bereich des Spaßigen zu bleiben. Man muss in der Lage sein, seine Späßchen anzupassen, je nachdem, wie der andere darauf reagiert. Aus diesem Grund gehen seine Aktionen für die Mitarbeiter eher in Richtung Schikane. Natürlich ist das ein Problem, denn sie unterstellen ihm eine negative Absicht: Er will sie ärgern.

In Wirklichkeit will Dennis Kontakt zu ihnen, und zwar einen positiven. Er will spüren, dass sie da sind. Manche Menschen sind introvertiert und ziehen es vor, allein zu sein. Andere sind extrovertiert und brauchen den Kontakt zu anderen, um sich selbst zu spüren. Viele von uns brauchen beides, sowohl den Kontakt zu anderen Menschen als auch die Möglichkeit, für sich zu sein. Es gibt Leute, die nur allein sein wollen, und andere, deren Drang nach Beziehungen zu anderen so stark ist, dass sie es nicht ertragen können, allein zu sein. Das Bedürfnis nach der Gesellschaft unserer Mitmenschen kann also ganz unterschiedlich ausgeprägt sein. Vermutlich gehört Dennis zu der Gruppe der Menschen mit großen sozialen Bedürfnissen und kann nicht allein sein.

Das Problem ist, dass die Demenzerkrankung ihn seiner sozialen Fähigkeiten beraubt hat. Nun ist er ein Mann mit großen sozialen Bedürfnissen und sehr geringer sozialer Kompetenz. Das ist eine ungünstige Kombination, die man bei Menschen mit Demenz nicht sehr oft antrifft. Menschen mit dieser Kombination nehmen unglaublich viel Raum ein und werden leider häufiger als andere ausgeschimpft und zurechtgewiesen, zumal es schwierig ist, mit ihnen zusammenzusein. Wir neigen dazu, ihnen aus dem Weg zu gehen und ihnen in gewissem Maße den Rücken zuzukehren. Ein Mensch mit Demenz, der große soziale Bedürfnisse hat, und Pfleger, die ihm den Rücken zukehren, sind leider eine äußerst ungünstige Kombination.

BEISPIEL

Marjorie

Marjorie fordert nach Ansicht der Pfleger sehr viel Aufmerksamkeit. Sie sitzt in ihrem Rollstuhl im Wohnzimmer und ruft ununterbrochen: „Hallo, hallo, helfen Sie mir." Zadie geht zu ihr und fragt, wie sie ihr helfen kann. Marjorie antwortet verdutzt: „Mir helfen? Brauche ich Hilfe?" Zadie sagt: „Marjorie, Sie rufen ständig nach Hilfe. Sie müssen begreifen, dass Sie die anderen damit stören und dass Sie still sein sollen, wenn Sie keine Hilfe benötigen." „Oh ja, natürlich", sagt Marjorie.

Zadie geht weg und bald darauf ruft Marjorie: „Hallo, hallo, helfen Sie mir." Zadie dreht sich auf dem Fuße um und sagt zu ihr: „Jetzt reicht's. Haben Sie nicht gehört, was ich gesagt habe? Wenn Sie nicht damit aufhören, bringen wir Sie in Ihr Zimmer."

Bei Marjorie sind die sozialen Bedürfnisse ebenso groß wie bei Dennis. Sie hat ein Problem damit, allein zu sein. Also versucht sie, Kontakte herzustellen, und wie bei Dennis ist es ihr egal, wenn diese Kontakte unerfreulich sind. Hauptsache, sie sind da.

Manche Experten sagen, dass ein Verhalten von allein aufhört, wenn man es ignoriert. Wir halten das nicht für eine gute Methode. Ignoriert zu werden heißt, nicht gesehen, nicht validiert, nicht unterstützt oder beteiligt zu werden und weder Respekt noch Akzeptanz zu erfahren. Alles, was die personzentrierte Pflege ausmacht, fällt weg. Außerdem ist es keine wirksame Methode. Im Gegenteil: Oft verstärkt sich ein Verhalten, wenn man es ignoriert. Die sozialen Bedürfnisse verschwinden nicht, nur, weil sie nicht wahrgenommen werden. Daher sollten weder Dennis noch Marjorie ignoriert werden und die Mitarbeiter sollten keinen Bogen um sie machen. Alle beide brauchen Pfleger, für die der Kontakt zu ihnen an oberster Stelle steht.

Nachfolgend schildern wir einige Methoden, wie man Menschen mit großen sozialen Bedürfnissen begegnen kann.

- *Das Bedürfnis erfüllen.* Das gelingt am besten, wenn sich Mitarbeiter mehrmals am Tag Zeit für die Person nehmen. In dieser Zeit sollte der Kontakt emotional befriedigend sein, z.B. mit Humor oder interessanten Gesprächsthemen. Bei jemandem wie Dennis, dessen sprachliche Fähigkeiten stark beeinträchtigt sind, empfiehlt es sich, mit ihm um die Wette zu laufen oder Ähnliches zu unternehmen. Jeweils eine halbe Stunde wird eine spürbare Erleichterung bringen. Im Allgemeinen ist es weniger zeitaufwendig, wenn die Mitarbeiter die Initiative ergreifen.
- *Die Initiative ergreifen, bevor der andere sie einfordert.* Sowohl bei Dennis als auch bei Marjorie sind die sozialen Impulse nicht sehr ausgewogen. Daher sollten die Mitarbeiter daran denken, ihnen zuvorzukommen, da ihre soziale Kompetenz wesentlich ausgeprägter ist. Sie sind also besser ausgerüstet, soziale Kontakte herzustellen, als Dennis und Marjorie. Aus diesem Grund sollten sie ihnen nicht aus dem Weg gehen und ihnen nicht den Rücken zukehren.
- *Die Qualität der Interaktion verbessern.* In den oben beschriebenen Situationen sind es Dennis und Marjorie, die als Erste handeln. Die Situationen entwickeln sich aus ihrer Initiative und den Reaktionen der Pfleger, ein Ablauf, der sich mehrmals wiederholt. Wenn es den Pflegern stattdessen gelungen wäre, die Situation in den Griff zu bekommen und seine Qualität zu verbessern, hätten sie die Bedürfnisse von Dennis und Marjorie ein wenig besser erfüllt. Sie hätten z.B. die Unterhaltung fortsetzen können, statt nur zu antworten. Als Marjorie fragt, ob sie Hilfe brauche, hätte die Pflegerin sie in ein witziges Gespräch verwickeln und mutmaßen können, wobei sie vielleicht Hilfe brauchen könnte. Die Qualität der Interaktion hätte sich gesteigert und die beiden hätten eine gute und produktive Unterhaltung geführt. Sowohl Marjorie als auch die Pflegerin hätten sich danach sicher besser gefühlt.
- *Die Kontrolle übernehmen.* Es ist schwierig, immer über dasselbe zu reden; irgendwann muss man sich neue Gesprächsthemen ausdenken. Daher ist es eine gute Idee, im Vorhinein ein paar Themen oder Aktivitäten

vorzubereiten, falls Bedarf entsteht. Wirkungsvolle Ablenkungen lassen sich z.B. mit konkreten Gegenständen oder mit Überraschungen wie einem Lied inszenieren.

- *Bei manchen Menschen empfiehlt es sich, den sozialen Kontakt nicht über Worte, sondern über Berührungen herzustellen.* Der sogenannte Tiefendruck (z.B. die Schultern herunterdrücken) oder Massagen können hilfreich sein. Der physische Kontakt hilft den Betroffenen, sich selbst zu spüren.
- *Überlegen, wer von den Mitarbeitern auf die Person abgestellt wird.* Wenn wir als Pfleger einem Bewohner den Rücken zukehren, passiert es oft, dass wir mit Verspätung antworten oder reagieren. Wir hoffen einfach, dass sich ein Kollege um das Problem kümmert, und ignorieren den Bewohner nicht nur, sondern widmen uns ein wenig intensiver als sonst der Tätigkeit, mit der wir gerade beschäftigt sind. Also reagieren wir langsamer als üblich auf eine schwierige Situation. Wenn in jeder Schicht jemand benannt wird, der sich in erster Linie um diese Person kümmert, gelingt die Interaktion besser und die anderen Mitarbeiter haben mehr Zeit und Ruhe, ihre Pflichten zu erfüllen.
- *Die Person mitnehmen an einen Ort oder in eine Situation, in der sie die anderen nicht so stört oder an die sie sich besser anpassen kann.*

Geben Sie dem Betroffenen die Zeit, die er braucht. Wenn Sie versuchen, die Zeit abzukürzen, die ein Mensch mit großen sozialen Bedürfnissen braucht, werden Sie die Erfahrung machen, dass Sie letzten Endes mehr Zeit brauchen.

15 Unangemessenes Verhalten

BEISPIEL

Irving und Charlotte

Beth ist gestorben und an einem frostigen Morgen im Februar wird sie vom Bestatter abgeholt. Die Bewohner und Mitarbeiter versammeln sich im Eingangsbereich der Station und singen einen Psalm. Auch von anderen Stationen sind Pfleger gekommen, um sich von Beth zu verabschieden. Irving, einer der Bewohner, betrachtet die weiblichen Mitarbeiter von den anderen Stationen interessiert. Als der Sarg hereingerollt wird und der Gesang angestimmt werden soll, sagt Irving laut und vernehmlich: „Ich will Muschi. Ich will Muschi und zwar jetzt." Die Pfleger, die bei ihm stehen, sagen: „Erst singen wir."

Eine andere Bewohnerin, Charlotte, tritt zu einer Mitarbeiterin, zieht deren Bluse hoch und sieht sich an, was darunter ist. „Was für einen BH tragen Sie?", fragt sie. Dann zieht sie sich ihre eigene Bluse über den Kopf, zeigt auf ihren BH und erklärt: „Meiner ist aus Spitze und ich habe einen Tanga an." Irgendwann ist der Psalm zu Ende gesungen, und als alle am Leichenwagen stehen und sich endgültig verabschieden, sagte Irving laut: „Mist! Ich glaub, da ist jemand gestorben."

Diese Situation ist fantastisch und zeigt beispielhaft, wie wir als Pfleger in unserem Bemühen, Traditionen und Normalität aufrechtzuerhalten, oft übersehen, welche Anforderungen und Erwartungen wir damit an Menschen mit Demenz stellen. Die gesamte Situation stellt einige allgemeine Erwartungen an die Bewohner:

- Sie müssen begreifen, dass jemand gestorben ist.
- Sie müssen mit den üblichen Ritualen bei einem Todesfall vertraut sein, um teilnehmen zu können, ohne zu stören.
- Bis alles vorbei ist, müssen sie sich erinnern, was sie gerade tun.
- Ihre sozialen Kompetenzen müssen so gut sein, dass sie ihr Verhalten anpassen können:
  - Wenn jemand gestorben ist, benimmt man sich würdevoll und respektvoll.
  - In Gesellschaft mehrerer Menschen sollte man Worte wie „Muschi" nicht erwähnen und sich auch nicht die Bluse ausziehen. Dieses Verhalten gehört in einen anderen Kontext.

- Sie sollten ihre eigene gesellschaftliche Stellung in Bezug auf die anderen Anwesenden verstehen.

Im Verlauf der Situation wird deutlich, dass Irving und Charlotte die Erwartungen nicht erfüllen können. Sie tun, was ihnen in diesem Moment sinnvoll erscheint. Unter diesen Umständen können die Pfleger nicht einfach weitersingen und so tun, als sei nichts. Sie sind bei der Arbeit. Und natürlich können sie nicht davon ausgehen, dass Irving und Charlotte plötzlich in der Lage sind, sich zu benehmen.

In der oben geschilderten Situation leisten die Pfleger gute Arbeit: Sie nehmen die Dinge, wie sie kommen. Vielleicht verläuft der Abschied nicht so feierlich wie geplant, aber alle nehmen daran teil. Das ist für sich gesehen schon wertvoll, sowohl in der Gegenwart als auch in der Zukunft. Wenn die Pfleger angefangen hätten, Irving und Charlotte in dem Moment in ihre Zimmer zu schicken, in dem sie gemeinsam singen wollten, hätte es passieren können, dass sie die beiden auch in der Zukunft von mehr und mehr Aktivitäten ausschließen. Möglicherweise hätten sie sich gesagt, dass Irving und Charlotte sie bei der Arbeit stören. Letztendlich hätten sie die beiden Bewohner damit eines Teils ihrer Persönlichkeit beraubt.

Das Ziel der Pflege bei Demenz ist es, dass alle auf Augenhöhe partizipieren können, solange es ihre Fähigkeiten erlauben und solange sie davon profitieren. Wir müssen einfach die Verantwortung übernehmen, bei allem, was wir tun, sodass alles gut wird und eine gute Lebensqualität dabei entstehen kann.

16 Angehörige sind auch Menschen

BEISPIEL

Dale

Dale kommt unerwartet in das Tagespflegezentrum, wo sein Onkel John seit Kurzem tagsüber untergebracht ist. Dale spricht sehr schnell. Er sagt: „Ich will nur sehen, ob hier irgendwas passiert, denn wenn er nur dasitzt und in die Luft starrt, kann er auch zu Hause bleiben."

Emily, die im Tagespflegezentrum arbeitet, erklärt, dass die Gruppe jetzt vollständig ist und sie gerade gemeinsam frühstücken wollen. Dale wird aufbrausend und lauter: „Ich mache ihm morgens um 6 Uhr sein Frühstück und um 8 Uhr kommt der Pflegedienst und dann frühstückt er noch einmal. Und jetzt soll er zum dritten Mal frühstücken. Wenn das so weitergeht, wird er viel zu dick und kann nicht mehr laufen." Er fährt fort: „Ja, ich habe mich über den Pflegedienst beschwert. Die Mitarbeiter kaufen lauter Lebensmittel, die er nicht essen kann. Sie kaufen die Dinge, die sie essen und trinken. Und übrigens ist die Demenz bei John nicht weit fortgeschritten, denn an Namen erinnert er sich noch."

Emily bietet ihm einen Platz an, damit sie sich eine Weile unterhalten können. Als Erstes fragt sie: „Sind Sie wütend auf den Pflegedienst?"

„Ja, ich darf die rechtliche Betreuung nicht übernehmen und wissen Sie was? Ich hatte vor ein paar Jahren einen Schlaganfall und damals hat sich John um mich gekümmert. Ihm habe ich es zu verdanken, dass ich wieder laufen kann. Ich hatte ihm versprochen, mich um ihn zu kümmern, wenn er Hilfe brauchen sollte, aber der Pflegedienst lässt mich nicht."

Er holt eine Rolle Pfefferminzbonbons aus der Tasche und reicht sie Emily. „Die sind für Sie. Sie sind der netteste Mensch, den ich je getroffen habe." Er sieht sich um. „Wenn das Wetter besser wird, kann er draußen sitzen. Das wird ihm gefallen. Okay, ich muss jetzt los, danke für die nette Unterhaltung."

BEISPIEL

Anne

Annes Mutter Bridget ist gerade ins Pflegeheim umgezogen. Anne kommt zu Besuch. Sie trifft auf die Pflegerin Susan, die auf der Station arbeitet, und fragt sie, wie es ihrer Mutter geht. Susan weiß nicht recht, was sie sagen soll. Sie hat gehört, dass Anne Krankenschwester ist und dass sie die Abendschicht einer kritischen Befragung unterzogen hat. Susan antwortet: „Ich glaube, es ist alles in Ordnung. Ihre Mutter ist zufrieden."

Anne antwortet ein wenig misstrauisch: „Was meinen Sie mit zufrieden? Meine Mutter kann unmöglich zufrieden sein, sie weint jedes Mal, wenn ich sie besuche." Dann fragt sie: „Wie hat sie letzte Nacht geschlafen?"
Susan hat nicht nachgelesen, ob Bridget gut geschlafen hat oder nicht, aber auch nicht gehört, dass sie lange wach gelegen hätte, also sagt sie: „Ich habe nichts gehört"
„Wenn Sie nichts gehört haben, kümmern Sie sich offensichtlich nicht richtig um meine Mutter", sagt Anne. „Guter Schlaf ist wichtig für Menschen mit Demenz, da sonst ihr Verhalten falsch interpretiert werden kann. Wissen Sie denn, wie viel sie gegessen hat?"
Nun fühlt sich Susan in die Enge getrieben und meint, sich verteidigen zu müssen. Also sagt sie: „Nun, während meiner Schichten hat sie bei jeder Mahlzeit am Tisch gesessen, aber ich weiß nicht, wie viel sie gegessen hat. Da sie aber nicht gerade dünn ist, gehe ich davon aus, dass alles in Ordnung ist. Wie es bei den anderen Schichten aussieht, weiß ich nicht. Es passiert oft, dass jemand in der Abendschicht vergisst, es zu dokumentieren."
Anne sagt in sehr entschiedenem Ton: „Meine Mutter braucht jemanden, der am späten Nachmittag bei ihr sitzt, sonst gerät sie ganz durcheinander und beginnt, zu weinen. Ich verlasse mich darauf, dass Sie dafür sorgen. Und jetzt werde ich nach ihr sehen."

In den Geschichten über Dale und Anne kommen viele der Themen vor, denen wir bei Fortbildungen begegnen.

Angehörige haben mitangesehen, wie sich ihnen nahestehende Personen verändern, bis sie vollkommen andere Menschen zu sein scheinen. Es ist, als würde jemand sterben, doch der andere lebt noch, und so müssen sich seine Angehörigen von ihm verabschieden, ohne trauern zu können.

Oft haben Angehörige ein schlechtes Gewissen. Möglicherweise haben sie versprochen, sich um Mutter, Vater oder Ehepartner zu kümmern, oder sie machen sich Vorwürfe, weil sie meinen, sie hätten sich größere Mühe geben müssen als der Kranke noch zu Hause wohnte, nicht so viel herumschreien dürfen, toleranter sein müssen. Vielleicht fühlen sie sich schuldig, weil sie es nicht ertragen, sich lange im Pflegeheim aufzuhalten. Viele Angehörige bleiben immer nur für kurze Zeit und bekommen Schuldgefühle, kaum dass sie gegangen sind.

Die Tatsache, dass sie einen geliebten Menschen in die Obhut eines Pflegeheims gegeben haben, bereitet vielen Angehörigen Probleme. Sie fragen sich, ob die Pfleger ihre Arbeit gewissenhaft erledigen, ob der demenziell veränderte Mensch sich im Stich gelassen fühlt oder traurig ist, ob er wegläuft oder ob er genug zu essen oder zu trinken bekommt. Dies sind Sorgen, die einen Angehörigen ständig begleiten und die niemand ganz ausräumen kann. Man kann sie jedoch ein wenig lindern.

Als Mitarbeiter müssen wir diese Sorgen, das schlechte Gewissen und den Kummer immer in Betracht ziehen. Wenn wir dafür keinen Platz schaffen und ausweichend antworten wie in dem oben beschriebenen Beispiel, fühlt sich die Angehörige hilflos, hat das Gefühl, mit ihren Sorgen, dem schlechten Gewissen und dem Kummer kein Gehör zu finden, und beginnt vor lauter Hilflosigkeit, Fehler und Unzulänglichkeiten aufzuzeigen und mit dem eigenen Expertenwissen aufzutrumpfen (z. B. als ausgebildete Krankenschwester). Die Wahrscheinlichkeit ist groß, dass sie sich beschwert. Bridget wird deswegen jedoch nicht besser versorgt und gepflegt werden und die Besuche ihrer Tochter werden alles andere als entspannt verlaufen.

Die Mitarbeiter fühlen sich bevormundet und auf den Prüfstand gestellt, als wüssten sie nicht, wie sie ihren Job machen sollten. Auch sie fühlen sich hilflos, weil sie es der Angehörigen nicht recht machen können, so sehr sie sich bemühen. Sie werden versuchen, der Angehörigen aus dem Weg zu gehen, die Schuld auf andere schieben (wie Susan mit der Abendschicht) oder unzureichende Mittel ins Feld führen. Unter den Mitarbeitern machen vielleicht bald Geschichten die Runde, dass die Angehörige ihre Mutter nicht versteht, dass die Mutter immer traurig ist, wenn die Tochter zu Besuch kommt, oder dass die Tochter zu fordernd auftritt und eine Sonderbehandlung für ihre Mutter verlangt, sodass andere Bewohner zu kurz kommen. Oder die Behauptung steht im Raum, dass die Besuche der Tochter der Mutter nicht guttun und dass die Pfleger viel besser mit ihr umgehen können. In all diesen Geschichten sind die Angehörigen keine Menschen, sondern ausschließlich Angehörige. Die personzentrierte Pflege betrachtet Angehörige als Menschen, die es verdienen, wie Menschen behandelt zu werden, nicht nur in ihrer Rolle als Angehörige.

Als professionelle Pfleger müssen wir begreifen, was für die Angehörigen auf dem Spiel steht und was in ihnen vorgeht, und mit dafür sorgen, dass ihre Besuche im Pflegeheim so gut wie möglich verlaufen. Angehörige können nicht durch Pfleger ersetzt werden, sie sind ungeheuer wichtig für die Lebensqualität der Bewohner.

Selbstverständlich sollten wir in der Lage sein, die Fragen der Angehörigen angemessen zu beantworten. Susan fühlt sich schließlich in die Enge getrieben und meint, sich verteidigen zu müssen. Es gelingt ihr nicht, Annes Vertrauen zu gewinnen, sodass sie von ihrer Expertenposition abrücken kann. Anne hat ihrerseits nicht den Eindruck, dass Susan vertrauenswürdig ist. In dieser Situation hat Susan mehrere Alternativen:

- Sie kann auf Konfrontationskurs gehen und Anne an ihren Vorgesetzten verweisen, falls sie nicht zufrieden ist. Hinter dieser Reaktion steckt der Gedanke, dass Susan als Mitarbeiterin nicht dem Ärger der Angehörigen ausgesetzt sein sollte. In der Folge wird Annes Vertrauen in die Fähigkeiten der Mitarbeiter vermutlich weiter sinken. Fazit: keine gute Idee.
- Sie kann sich vor weiteren Zusammenstößen mit Anne fürchten und noch ausweichender antworten, wenn sie ihr das nächste Mal begegnet. Auch dies wird Annes Zweifel bestärken, dass die Mitarbeiter nicht in der Lage sind, Bridget ein schönes Leben zu bereiten. Fazit: auch keine gute Idee.
- Sie kann gradlinig und professionell vorgehen. Das bedeutet, dass sie Annes Fragen beantwortet, wenn sie die Antworten kennt. Wenn sie sie nicht kennt, kann sie versprechen, auf der Stelle Näheres in Erfahrung zu bringen.

Die letzte Methode ist ohne Zweifel die beste. Angehörige brauchen Mitarbeiter, die sie als Menschen betrachten und ihnen den Eindruck vermitteln, dass sie wissen was sie tun und alles im Griff haben, was mit dem Bewohner zu tun hat.

Um eine gute Ausgangsbasis für eine Kooperation mit Angehörigen zu schaffen, empfehlen sich folgende Schritte:

- Ein Treffen mit dem Angehörigen vereinbaren. Geben Sie ihm die Möglichkeit, seine Geschichte zu erzählen und seine Wünsche zu formulieren. Wann ist ihm aufgefallen, dass mit dem Betroffenen etwas nicht stimmt? Wie ist er mit all den schwierigen Situationen umgegangen, die schließlich dazu führten, dass er Hilfe gesucht hat? Was hat ihn dazu gebracht, aufzugeben? Wie trauert er? Was ist im Moment seine größte Sorge? Was erhofft er sich von seinem Besuch? Wie stellt er sich die Zusammenarbeit mit den Pflegern vor?
- In einem weiteren Gespräch sollten die Mitarbeiter versuchen, so viel wie möglich über die Lebensgeschichte des neuen Bewohners herauszufinden, um die künftige Pflege und Versorgung planen zu können. Die Lebensgeschichte hilft uns, einen Kontext für den Bewohner zu schaffen. Die beiden Unterhaltungen sollten im Idealfall nacheinander stattfinden.
- Aktivitäten vorschlagen, die der Angehörige und der neue Bewohner gemeinsam unternehmen können. Es ist z.B. besser, bei einem Besuch zusammen Kaffee zu trinken, statt das Zimmer aufzuräumen. Schlagen Sie Aktivitäten vor, die auch dann stattfinden können, wenn sich der Bewohner nicht um den Kontakt mit dem Angehörigen bemüht oder gar nichts mit ihm zu tun haben will. Selbstverständlich müssen wir auch pädagogische Unterstützung bieten, wenn sich ein Angehöriger abgelehnt fühlt, wie es der Fall sein kann, wenn der demenziell veränderte Ehepartner jemand anderen

gefunden hat, mit dem er Hand in Hand im Heim umhergeht. Für den gesunden Partner kann dies eine schmerzliche Erfahrung sein, bei der er die Hilfe der Pfleger braucht.

- Ein ständiger Dialog mit den Angehörigen über unsere Zusammenarbeit ist selbstverständlich.

ZUSAMMENFASSUNG

Angehörige sind auch Menschen und verdienen den gleichen Respekt wie unsere Bewohner im Pflegeheim. Das heißt, dass wir Verständnis für die emotionale Situation zeigen, in der sich der Angehörige befindet, und sein Vertrauen gewinnen, indem wir gut für den Bewohner sorgen und offen und klar mit dem Angehörigen kommunizieren.

17 Mögliche körperliche Ursachen ausschließen

BEISPIEL

Sally

Sallys demenzieller Zustand hat sich rapide verschlechtert. Noch vor einer Woche lief sie umher, nahm an Aktivitäten teil und hatte meistens gute Laune, doch nun sitzt sie in einem Rollstuhl und jammert laut: „Helfen Sie mir, so helfen Sie mir doch!"

Die Mitarbeiter überlegen, ob Beruhigungsmittel angesagt seien, da sie ängstlich und besorgt wirkt. Außerdem stört ihr Jammern die anderen Bewohner, die ebenfalls ängstlich werden. Bevor er ein Beruhigungsmittel verschreibt, stellt der Arzt den Pflegern eine Reihe von Fragen. Dabei stellt sich heraus, dass Sally an Verstopfung leidet. Sie bekommt einen Einlauf und noch am selben Tag ist sie wieder die gute, alte Sally, die gut gelaunt umherläuft.

Die Macht der Somatik

In der Fachliteratur zu herausforderndem Verhalten bei Demenz werden anfangs meistens herausfordernde Verhaltensweisen beschrieben, die auftreten, weil es dem Betroffenen abgesehen von seiner Demenzerkrankung nicht gutgeht: Er ist traurig, kann nicht richtig essen oder hat andere körperliche Beschwerden, die ihm zusetzen. Wir haben uns entschieden, das abschließende Kapitel unseres Buches diesem Problembereich zu widmen, da die Hälfte der herausfordernden Verhaltensweisen bei Menschen mit Demenz beseitigt werden können, wenn man dafür sorgt, dass die Betroffenen alles haben, was sie für ihr Wohlbefinden brauchen.

Dass dieses Thema erst zum Schluss behandelt wird, ist Absicht. Da es in diesem Buch um den Umgang mit herausforderndem Verhalten geht, unterstellen wir, dass Sie als Leser körperliche Ursachen für das Verhalten bereits ausgeschlossen haben und das Buch aus anderen Gründen zur Hand genommen haben. Um jedoch ganz sicher zu sein, wollen wir einen Blick auf körperliche Probleme werfen, die als mögliche Ursache für herausforderndes Verhalten bei Menschen mit Demenz in Frage kommen, und aufzeigen, wie man sie entdeckt.

Wir, die wir in der Altenpflege arbeiten, sind so an das Auftreten und Fortschreiten von Demenzerkrankungen gewöhnt, dass wir zu der Annahme neigen, die Demenz sei immer dann verantwortlich, wenn es den alten Menschen nicht gutgeht. Das mag daran liegen, dass es Menschen mit beginnender Demenz schwerfällt, körperliche Symptome zu beschreiben. Möglicherweise verstehen sie selbst nicht, warum sie sich nicht wohlfühlen. Jeder Mensch verhält sich anders, wenn ihn körperliche Symptome plagen. Wenn wir Schmerzen haben, werden wir reizbarer, bei Fieber sind wir apathisch und eine volle Blase hindert uns daran, uns zu konzentrieren. Bei Menschen mit Demenz besteht die Gefahr, dass sich solche körperlichen Symptome erst durch Veränderungen im Verhalten bemerkbar machen, die wir bisweilen als herausforderndes Verhalten bezeichnen.

In Sallys Geschichte wird die erste Regel in Bezug auf die Somatik deutlich: Wenn sich der Zustand eines Menschen mit Demenz innerhalb weniger Tage oder Wochen verändert, ist nicht die Demenz verantwortlich, sondern es stecken somatische Probleme dahinter.

Halten Sie die Augen nach den folgenden körperlichen Symptomen offen, die zu Verhaltensänderungen führen können.

- Hatte die Person eine Blasenentzündung, Lungenentzündung oder eine andere Infektion? Diese Erkrankungen müssen nicht immer mit Fieber einhergehen.
- Hat die Person genug getrunken? Da es innerhalb von 24 Stunden mehrere Schichtwechsel gibt, lässt sich ohne Dokumentation nicht genau feststellen, ob jemand ausreichend Flüssigkeit zu sich genommen hat. Bei Unsicherheiten sollte die Flüssigkeitszufuhr festgehalten werden.
- Ist die Person verstopft? Hier gilt dasselbe wie bei Flüssigkeiten: Um sicherzugehen, sollte der Stuhlgang dokumentiert werden. Auch ein wässriger, griesartiger Stuhl spricht nicht unbedingt gegen eine Verstopfung. Bei schweren Fällen von Verstopfung tritt ständig etwas dünner Stuhl aus, der sich gewissermaßen einen Weg um die Verstopfung herum bahnt.
- Scheint die Person Schmerzen zu haben? Die meisten älteren Leute haben ständig Schmerzen, die merklich zunehmen und im schlimmsten Fall zum Delirium führen können. Menschen mit Demenz können ihre Schmerzen selten benennen, sondern reagieren mit Angst, selbststimulierenden Verhaltensweisen oder Aggressivität.
- Ist der Blutzuckerspiegel der Person zu hoch oder zu niedrig?
- Bekommt die Person genug Sauerstoff? Ein Mangel an Sauerstoff kann Durchblutungsstörungen, niedrige Blutwerte oder eine schlechte Lungenfunktion zur Folge haben.
- Hat die Person weitere Mangelerscheinungen? Bei Verdacht sollte eine gründliche ärztliche Untersuchung erfolgen.
- Hat die Person Stoffwechselprobleme?

- Gibt es Störungen im Tagesrhythmus? Solche Störungen können vielfältige Ursachen haben, z. B. Schmerzen, Verstopfung, Probleme mit dem Blutzucker und Durst.
- Leidet die Person an einer Vergiftung? Dazu zählen auch Wechselwirkungen und Nebenwirkungen von Medikamenten. Viele Medikamente wie Entwässerungsmittel, Herzmittel, Medikamente bei Parkinson und Rheumamittel führen oft zu Verwirrtheit (Desorientiertheit). Bei Personen, die mehr als drei bis fünf Medikamente einnehmen, nimmt die Gefahr von Nebenwirkungen und schädlichen Wechselwirkungen zu.

Unbehandelt können all diese Ursachen lebensgefährlich werden.

BEISPIEL

Conrad

Conrad ist erst vor Kurzem ins Pflegeheim gezogen. Er wurde direkt aus dem Krankenhaus ins Heim gebracht. Er sitzt in einem Rollstuhl, spricht nicht und wirkt apathisch. Den ganzen Tag sitzt er in seinem Rollstuhl und beobachtet, was um ihn herum vorgeht. Wenn es nichts zu sehen gibt, sitzt er vornübergesackt da. Conrad bekommt zwei verschiedene Antipsychotika, doch da er nicht an einer Psychose zu leiden scheint, wird die Dosis allmählich reduziert. Eine Woche später sitzen die Pfleger beim Frühstück, als Conrad hereinkommt. Er ist von seinem Zimmer zum Stationszimmer gelaufen. „Da ist was drin", sagt er und deutet auf seine Windel. Er möchte, dass die Pfleger ihm helfen. Durch die geringere Medikamentengabe kann Conrad nun herumlaufen und sagen, was er will. Für die Pfleger ist es wie ein Wunder.

Beruhigungsmittel

Die Geschichte mit Conrad verweist auf die zweite Regel in Bezug auf die Somatik: Psychotrope Substanzen zeigen keinerlei Wirkung bei Demenzsymptomen, wohl aber eine stark sedierende Wirkung auf das Gehirn. Außerdem reichern sie sich im Körper an.

Psychotrope Medikamente wie Neuroleptika (antipsychotische Medikamente) oder Benzodiazepine (gegen Angst- und Unruhezustände) werden oft verschrieben, wenn eine Person herausfordernde Verhaltensweisen an den Tag legt, die niemand in den Griff bekommt. Vielleicht liegt es daran, dass wir das Verhalten nicht auf die Demenzerkrankung zurückführen, sondern es als Folge eines psychiatrischen Symptoms oder von Begleiterkrankungen ansehen. In der Medizin trifft man vor allem im Bereich der Psychiatrie auf Patienten mit Verhaltenssymptomen und sie werden am häufigsten mit Neuroleptika oder Benzodiazepinen behandelt.

Wenn wir als Pfleger wegen eines älteren Menschen mit herausforderndem Verhalten einen Arzt zu Rate ziehen, gehen wir schon davon aus, dass es sich vermutlich um ein psychiatrisches Problem handelt. Und der Arzt tut das, was er im Laufe seines Studiums gelernt hat: Er verschreibt Medikamente. Wenn wir jedoch bei einem Menschen mit Demenz Verhaltensänderungen feststellen und die Symptome im Lichte dessen betrachten, was wir über die unterschiedlichen Formen von Demenz wissen, dann gibt es nur selten Hinweise darauf, dass wir es mit einer Angststörung oder einer Psychose zu tun haben.

Qualitativ hochwertige personzentrierte Pflege kann nur geleistet werden, wenn Menschen mit Demenz nicht mit Neuroleptika und Benzodiazepinen behandelt werden, die sie nicht brauchen, da diese Medikamente weitere Funktionsbeeinträchtigungen mit sich bringen: Sie stumpfen das Gehirn ab, das sowieso schon Schwierigkeiten hat, zu funktionieren. Außerdem belegen Forschungen, dass die Medikamente die Lebenserwartung vermindern können. Herausforderndem Verhalten sollte man daher nicht mit Medikamenten begegnen, sondern mit Aktionsplänen, die helfen, damit umzugehen und sie zu verhindern. Und wenn uns das gelingt, dann kann es einem wirklich wie ein Wunder vorkommen.

Es gibt viele Geschichten wie die von Sally und Conrad, in denen sich das Verhalten eines Menschen deutlich verändert, nachdem körperliche Symptome entdeckt und behandelt worden sind.

Auch in Bezug auf unser Affektregulationsmodell sollte man körperliche Aspekte nicht vernachlässigen. Somatische Ursachen (z. B. Schlafmangel, Infektionen, Schmerzen, Hunger) können zu einem Kontrollverlust beitragen oder dazu führen, dass die Schwelle zum Kontrollverlust deutlich sinkt.

Man kann somatische Symptome als eine Art von Stress betrachten. Und wenn wir mit jemandem arbeiten wollen, der gestresst ist, sollten wir zunächst versuchen, sein Stressniveau zu senken. Somatische Symptome wie Schlafprobleme, Schmerzen, Verstopfung und Hunger sind starke Stressfaktoren. Sie gehören außerdem zu den grundlegenden Stressfaktoren, was bedeutet, dass sie ununterbrochen auf das Funktionsniveau eines Menschen einwirken. So kommt jemand, der nachts schlecht geschlafen hat, nicht gut mit dem nächsten Tag zurecht.

Wir sollten also immer die Möglichkeit somatischer Probleme in Betracht ziehen und sie ausräumen, bevor wir eher pädagogisch ausgerichtete Methoden anwenden. Ein guter Ansatz und eine wohlüberlegte Pädagogik wirken einfach nicht, wenn körperliche Symptome vorliegen. Wir sind schon oft als Berater zu

Fällen hinzugezogen worden, in denen Pfleger sich gezwungen sahen, physische Gewalt und Fixierungen einzusetzen, um die Körperpflege bei Menschen mit Demenz durchzuführen. Nach der Gabe von Schmerzmitteln waren die Probleme plötzlich verschwunden und es brauchte nicht mehr als freundliches Zureden und eine wohlwollende Einstellung, um die Morgentoilette zu erledigen. Um es mit den Worten eines dänischen Gerontopsychiaters zu sagen: „Alles ist somatisch bis zum Beweis des Gegenteils."

ZUSAMMENFASSUNG

In vielen Fällen haben herausfordernde Verhaltensweisen ihre Ursache in körperlichen Problemen. Um das herauszufinden, müssen wir uns zwei Regeln bewusst machen:

1. Wenn sich der Zustand eines Menschen innerhalb von wenigen Tagen oder Wochen verändert hat, liegt der Grund nicht in der Demenz, sondern in der körperlichen Befindlichkeit.
2. Psychotrope Medikamente haben keine Auswirkungen auf demenzielle Symptome, sondern sedieren das Gehirn und lagern sich im Körper an, was verstärkt zu Nebenwirkungen führt.

Teil 3: Zusatzmaterialien

Formen von Demenz

Alzheimer-Krankheit

Alzheimer-Demenz oder die Alzheimer-Krankheit ist die am weitesten verbreitete Form der Demenzerkrankungen. Mehr als die Hälfte der Menschen mit Demenz leidet an der Alzheimer-Krankheit. Der typische Verlauf beginnt mit Atrophie (Gewebeschwund) in dem Teil des Gehirns, der für räumliche Beziehungen, Merkfähigkeit und Lernen zuständig ist. Nach und nach erfasst die Atrophie fast das ganze Gehirn.

Die ersten Symptome der Alzheimer-Krankheit sind oft, dass sich der Betroffene verläuft oder Dinge verlegt und z. B. seine Hausschuhe im Kühlschrank verstaut. Nach einer Weile kommen weitere Symptome hinzu:

- Oft ist die räumliche Wahrnehmung erheblich gestört. Das bedeutet, dass die Pfleger dem Betroffenen helfen müssen, sich im Heim zu orientieren und den Weg zu seinem Zimmer zu finden.
- Der Kranke hat Schwierigkeiten, die richtigen Worte zu finden. Anfangs sind vor allem Substantive betroffen. So sagt er vielleicht „das Ding, mit dem man umrührt", wenn er einen Löffel meint. Bei fortschreitender Erkrankung nehmen die Wortfindungsstörungen zu, bis es dem Kranken fast unmöglich ist, sich zu artikulieren und zu verstehen, was andere sagen.
- Der Betroffene hat Schwierigkeiten, komplexere Sinneseindrücke zu verstehen. Das kann bedeuten, dass er nicht weiß, welchen Zweck Gegenstände erfüllen, und eine Bodenvase für eine Toilette hält, in die er uriniert.
- Der Betroffene leidet an Apraxie, einer Störung, die es ihm unmöglich macht, komplexe Handlungsabläufe wie das Anziehen zielgerichtet auszuführen.
- Der Betroffene hat Schwierigkeiten, Gesichter zu erkennen. Manchmal erkennt er selbst sein eigenes Spiegelbild nicht. Das kann dazu führen, dass ein Mensch mit Alzheimer-Demenz lange Gespräche mit seiner Reflektion im Spiegel oder in der Fensterscheibe führt, wenn es draußen dunkel ist.

Die Persönlichkeit von Menschen mit Alzheimer-Demenz bleibt relativ lange intakt, sodass sie oft so reagieren, wie ihr Umfeld es von ihnen gewohnt ist. Die meisten können auch im fortgeschrittenen Stadium der Krankheit funktionierende Beziehungen aufrechterhalten. Es ist nicht ungewöhnlich, dass sie noch lange eine gute soziale Kompetenz und die Fähigkeit aufweisen, Gefühle und Stimmungen zu lesen. Das ist vor allem dann wichtig, wenn man nach dem

Low-Arousal-Ansatz arbeitet, bei dem man versucht, auf die Stimmungen und Affekte der Menschen mit Demenz einzuwirken.

Eine wesentliche Aufgabe für alle, die mit dieser Gruppe von Erkrankten zusammenarbeiten besteht darin, ein Gefühl der Sicherheit und des Trostes für sie zu schaffen, wenn die Welt ringsum zusammenbricht und sie nicht mehr wissen, wer sie sind und wo sie sind. Dadurch entstehen oft Angstgefühle und Angstgefühle in Kombination mit einem reduzierten Erinnerungsvermögen und dem Verlust der Lernfähigkeit bedeuten, dass Alzheimer-Patienten immer wieder dieselben tröstlichen Worte hören müssen. Dieses Bedürfnis müssen die Mitarbeiter in Betracht ziehen. Es passiert oft, dass Menschen mit dieser Demenzform wütend werden, wenn sie das Gefühl haben, an unseren zu hohen Erwartungen zu scheitern oder dass wir für sie entscheiden wollen. Daher ist es eine gute Idee, durch unsere Arbeit eine Atmosphäre der Geborgenheit und Sicherheit zu schaffen.

Vaskuläre Demenz

Vaskuläre Demenz ist die zweithäufigste Demenzform. Zwischen 20 und 25 Prozent aller demenziell veränderten Menschen leiden an dieser Form der Demenz. Bei der vaskulären Demenz sind viele kleine Verletzungen am Gehirn, entweder durch Sauerstoffmangel oder kleine Einblutungen ins Gehirn. Das bedeutet, dass der Schaden in unterschiedlichen Hirnregionen auftreten kann und unterschiedliche Symptome hervorrufen kann. Zu den typischen Symptomen gehören:

- Sprachstörungen
- Wahrnehmungsstörungen
- Abnahme der physischen Kraft. Der Mensch wird schwach, kann möglicherweise nicht mehr richtig laufen und nässt sich eventuell ein.
- Reduziertes Erinnerungsvermögen. Der Betroffene hat Schwierigkeiten, sich an etwas zu erinnern, das er gerade erlebt oder gelernt hat, während er keine Probleme hat, sich an weiter zurückliegende Dinge zu erinnern.
- Reduzierte Verarbeitungsfähigkeit.
- Konzentrationsschwierigkeiten.
- Antriebsschwäche.
- Nachlassendes Urteilsvermögen und Schwierigkeiten, den Überblick zu behalten.
- Schwierigkeiten, Affekte zu regulieren, was bedeutet, dass verschiedene Gefühlsausbrüche häufig auftreten, z.B. Tränen. Depressionen sind häufig.

Frontotemporale Demenz

Zwischen drei und fünf Prozent aller Menschen mit Demenz leiden an der frontotemporalen Demenz. Bei manchen zeigen sich vor allem Verhaltens- und Persönlichkeitsstörungen, während andere besonders mit Sprache und Erinnerungsvermögen Schwierigkeiten haben.

Die erste Gruppe verliert rasch das Interesse an Dingen, die sie früher gefesselt haben, und Beziehungen werden vernachlässigt. Sie haben oft Schwierigkeiten, das Erleben anderer Menschen nachzuempfinden und erscheinen Außenstehenden daher oft als desinteressiert an anderen, selbst an ihren Angehörigen. Das ist sicher der Aspekt, der Pflegern und Angehörigen am meisten zu schaffen macht. Bei anderen Formen der Demenz bleiben die Menschen weiterhin sich selbst ähnlich, doch bei der frontotemporalen Demenz zeigen sich so deutliche Veränderungen der Persönlichkeit, dass man meint, mit einem ganz anderen Menschen zu tun zu haben. Man muss also mit einem an frontotemporaler Demenz Erkrankten anders umgehen als mit einem an einer Alzheimer-Demenz Erkrankten. Ein Mensch mit frontotemporaler Demenz kann die Stimmungen der Pfleger nicht deuten und sein Verhalten entsprechend anpassen. Daraus folgt, dass man sehr konkret formulieren muss, was der Betroffene tun soll oder was passieren wird. Weitere typische Symptome der frontotemporalen Demenz sind:

- Konzentrationsschwierigkeiten.
- Schwierigkeiten, zu planen und den Überblick zu behalten.
- Impulsives Verhalten. Der Betroffene sagt vielleicht laut hörbar: „Was für ein fettes Schwein", wenn er eine fettleibige Person sieht.
- Gegenstände entwickeln eine Appellfunktion, der Betroffene muss sie berühren, untersuchen, benutzen. So kann es sein, dass er sich auf jeden Stuhl setzen muss, den er sieht, Türen öffnet und schließt oder unablässig die Flure entlanggeht.
- Zwanghafte Handlungen. Sie können als übertriebene Sauberkeitsrituale auftreten, als Schwierigkeit, durch offene Türen zu gehen, oder als wiederholtes Nachsehen, ob die Haustür verschlossen ist.
- Persönlichkeitsveränderung. Dem Betroffenen fällt es oft schwer, Dinge aus der Perspektive eines anderen zu sehen. Ihr Verhalten erscheint daher vielleicht egoistisch und unangemessen.

Menschen mit frontotemporaler Demenz können ärgerlich reagieren, wenn man sie mit einem Nein konfrontiert oder Grenzen setzt. Daher ist es wichtig, ruhig zu bleiben und Ablenkungen einzusetzen.

Patienten mit frontotemporaler Demenz, bei denen Sprache und Erinnerungsvermögen stark beeinträchtigt sind, sprechen oft zögernd, mit langen Pausen und häufigen Wiederholungen. Im fortgeschrittenen Stadium hören sie oft ganz zu reden auf.

Lewy-Körperchen-Krankheit

Die Lewy-Körperchen-Krankheit tritt ebenso häufig auf wie die frontotemporale Demenz. Die Erkrankung beginnt mit Aufmerksamkeitsstörungen und im Verlauf der Krankheit kann es vorkommen, dass der Betroffene über Stunden wie abwesend erscheint. Im Endstadium kann das Maß an Bewusstsein so weit sinken, dass die Pfleger annehmen, der Mensch sei verstorben. Andere typische Symptome sind:

- Sehr realistische visuelle Halluzinationen. Der Betroffene sieht oft Menschen und Tiere, im Gegensatz zu Menschen mit einer Psychose wühlt es ihn jedoch nicht auf. Es kann erschreckend sein, aber nicht so angstbesetzt und in Richtung Paranoia gehend wie im Fall einer Psychose. Gegen die Halluzinationen bekommen manche Patienten leider unpassende antipsychotische Medikamente, die keine positive Wirkung haben und tatsächlich lebensgefährlich für sie sind.
- Motorische Beeinträchtigungen, die unter anderem häufig zu einer Versteifung der Muskeln führen.
- Schwierigkeiten mit räumlichem Verständnis, vergleichbar mit denen von Alzheimer-Patienten.

Menschen mit der Lewy-Körperchen-Krankheit weisen nicht so deutliche Beeinträchtigungen des Erinnerungsvermögens auf wie Menschen mit anderen Demenzformen, doch sie haben Schwierigkeiten, Neues zu lernen.

Andere Formen von Demenz

Es gibt noch viele weitere Formen von Demenz, doch sie treten weniger häufig auf als die oben beschriebenen. Manche von ihnen sind substanzbedingt wie die durch Alkoholmissbrauch verursachte Demenz oder das Lösemittelsyndrom (Enzephalopathie durch organische Lösungsmittel). Andere treten im Zusammenhang mit Krankheiten auf, die das gesamte Nervensystem betreffen wie die Parkinson-Krankheit, die Huntington-Krankheit und Multiple Sklerose.

Außerdem gibt es bestimmte Erscheinungsformen von Demenz, die mit dem Down-Syndrom und anderen sogenannten Entwicklungsstörungen in Verbindung stehen.

Wie bereits erwähnt, ist der Sinn dieses Buches nicht, detaillierte Informationen über Demenzerkrankungen zu liefern, sondern, wie wir als Pfleger alter Menschen denken und handeln sollten. Bei der Arbeit mit einem demenziell veränderten Patienten ist es jedoch sinnvoll, sich mit der Art seiner Erkrankung vertraut zu machen. Ausführlichere Informationen finden Sie im Internet, z. B. auf der Website des National Institute of Neurological Disorders and Stroke oder in Büchern wie dem von Husain und Schott (2016).

Literatur

Husain, M., Schott, J. M. (Hrsg.) (2016): Oxford Textbook of Cognitive Neurology and Dementia. Oxford University Press, Oxford

National Institute of Neurological Disorders and Stroke (2016) www.ninds.nih.gov.

Personzentrierte Pflege

Die Idee hinter der personzentrierten Pflege ist, dass der Mensch vor der Diagnose kommt. Das heißt, dass wir die Person sehen müssen und nicht die Diagnose, die sie mitbringt. Dabei handelt es sich um einen zutiefst humanistischen Gedanken. Schließlich sind wir alle Menschen und sollten nicht als Pflegegegenstand betrachtet werden. Tom Kitwood stellte fest, dass Patienten, Heimbewohner, Klienten und alle anderen, die Pflege in Anspruch nehmen, sich eher wie Menschen verhalten, wenn sie als Individuen und nicht als Pflegegegenstand betrachtet werden. Das bedeutet, dass die Qualität der Pflege einen wesentlichen Einfluss darauf hat, wie sich die Krankheit auf einen Menschen mit Demenz auswirkt.

Laut Kitwood versetzt ein Pflegestandard, der auf fünf wichtigen psychologische Grundbedürfnissen beruht, einen Menschen mit Demenz in die Lage, besser mit seiner Krankheit zurechtzukommen und über einen längeren Zeitraum ein höheres Niveau an Funktionalität aufrechtzuerhalten. Diese fünf Grundbedürfnisse sind:

1. *Trost.* Der demenziell veränderte Mensch bekommt Trost in Form von Zärtlichkeit, Nähe, Linderung von Ängsten und Kummer, Beschwichtigungen und dem Gefühl der Geborgenheit, das der Kontakt mit anderen Menschen mit sich bringt. Außerdem bedeutet es, dass die Pfleger die Dinge zusammenhalten, falls sie auseinanderzubrechen drohen. Wenn der Betroffene die Kontrolle verliert, darf das Personal sie nicht auch noch verlieren, sondern muss ihm helfen, die Kontrolle wiederzuerlangen.
2. *Primäre Bindung.* Der demenziell veränderte Mensch sucht in seinem Kontakt zu anderen die Bestätigung, dass er wertgeschätzt wird, unabhängig von seinem persönlichen Chaos. „Sie mögen mich, auch wenn ich gerade einen schlechten Tag habe." Es bedeutet auch, dass die Pfleger die Wahrnehmung des Betroffenen als Maßstab nehmen und sie respektieren.
3. *Einbeziehung.* Damit ist der Wunsch der Betroffenen nach Zugehörigkeit zu einem größeren Zusammenhang und nach dem Gefühl gemeint, ein unerlässlicher Bestandteil einer Gruppe zu sein, ohne den die Gruppe nicht so gut zurechtkäme.
4. *Beschäftigung.* Dieser Begriff bezeichnet das Verlangen von Menschen mit Demenz, in bedeutsame Aktivitäten eingebunden zu werden, die seine Fähigkeiten und seine Biographie berücksichtigen. Damit sind auch alltägliche Verrichtungen und das Leben an sich gemeint.
5. *Identität.* Damit ist gemeint, dass ein demenziell veränderter Mensch einen Identitätssinn hat, weiß, wer er ist und „seine eigene Geschichte erzählen" kann. Der Begriff umfasst auch das Recht, gesehen, gehört und ernstgenommen zu werden.

Im Gegensatz dazu gibt es jedoch auch einen Pflegestil, der von Grund auf bösartig ist, der das Fortschreiten der Krankheit beschleunigt und oft zu herausforderndem Verhalten führt. Tom Kitwood nennt siebzehn Aspekte dieser Art der Pflege, von denen jeder in seiner Tragweite variieren kann. Er bezeichnet dies als „maligne Sozialpsychologie", die die Identität, die Ressourcen und die Fähigkeit ignoriert, als unabhängiger Mensch und soziales Wesen zu handeln. Dieser Pflegestil liegt vor, wenn Pfleger eine oder mehrere der nachfolgenden Methoden anwenden:

- *Einschüchtern.* Das könnte z.B. die Drohung sein, dem Ehepartner des Betroffenen zu sagen, dass er nichts isst.
- *Vorenthalten.* Dem Betroffenen nicht die Aufmerksamkeit geben, um die er bittet.
- *Überholen.* Wenn man den Patienten so schnell füttert, dass er nicht mithalten kann (er hat keine Zeit, zu schlucken, oder ist noch nicht für den nächsten Bissen bereit).

- *Infantilisieren.* Den Betroffenen durch die Stimmlage, die Wortwahl und durch Gesten wie ein Kind behandeln.
- *Etikettieren.* Jemanden als Schreihals, Stripper oder dergleichen zu bezeichnen ist ebenso eine Form des Etikettierens wie der Gebrauch des Begriffs Demenz, der möglicherweise ein pauschalisiertes Bild des Betroffenen zeichnet.
- *Herabwürdigen.* Dem Betroffenen sagen, dass er inkompetent, wertlos usw. ist.
- *Anklagen.* Den Betroffenen beschuldigen, er habe etwas getan, was er nicht hätte tun sollen, oder ihn beschuldigen, dass er etwas nicht getan hat, was er hätte tun sollen.
- *Betrug.* Dem Betroffenen drohen, dass wir den Wohnbereichsleiter informieren, wenn er sich nicht richtig verhält.
- *Entwerten.* Das Erleben des Betroffenen als falsch abtun, z.B. behaupten, dass er nicht hungrig sein könne, weil er gerade gegessen habe.
- *Zur Machtlosigkeit verurteilen.* Dem Betroffenen nicht erlauben, dass er seine Fähigkeiten und Fertigkeiten einsetzt, z.B. wenn er nicht in seinem Tempo essen darf, weil der Pfleger zu viel zu tun hat.
- *Zwang.* Eine Person zwingen, etwas zu tun, oder ihr die Möglichkeit nehmen, frei zu wählen.
- *Unterbrechen.* Die Person durcheinanderbringen, um sie dazu zu drängen, das zu tun, was wir wollen, z.B. sie so schnell unter die Dusche befördern, dass sie keine Möglichkeit hat, in ihrem eigenen Tempo mitzuarbeiten.
- *Zum Objekt erklären.* Den Betroffenen wie einen Gegenstand behandeln, wenn man z.B. das Bett macht, ohne dabei mit dem Kranken zu sprechen, der darin liegt.
- *Stigmatisieren.* Die Person behandeln, als sei sie kein Mensch und brauche keine Rücksichtnahme.
- *Ignorieren.* Über den Kopf des Betroffenen hinweg sprechen, mit dem man beschäftigt ist. Leider passiert das sehr oft und wir müssen darauf achten.
- *Verbannen.* Eine Person in ihr Zimmer schicken oder sie ignorieren und ausschließen.
- *Lästern.* Sich über den Betroffenen lustig machen, entweder in seiner Gegenwart oder im Stationszimmer.

Tom Kitwood ist jedoch nicht der Einzige, der beschreibt, wie sich Altenpfleger ihren Klienten gegenüber verhalten sollten und wie sie sich nicht verhalten sollten. Professor Dawn Brooker (2007) baute nach Kitwoods viel zu frühem Tod auf seiner Arbeit auf und schlägt alternative Vorgehensweisen vor. Sie nennt siebzehn Elemente, die einer positiven Interaktion zuträglich sind.

- *Wärme.* Zeigen, dass man wirklich Anteil an dem Leben des Menschen mit Demenz nimmt.
- *Halten.* Im Alltag ein Gefühl von Geborgenheit und Sicherheit schaffen.
- *Entspanntes Tempo.* So arbeiten, dass die Person mithalten kann.
- *Respekt/Achtung.* Die Person als ein wertvolles Mitglied der Gesellschaft behandeln und ihre Geschichte und Lebensleistung anerkennen.
- *Akzeptanz.* Einen Menschen so akzeptieren wie er ist, mit einer wohlwollenden Grundhaltung.
- *Feiern.* Sich mit dem anderen über seine täglichen Erfolge freuen.
- *Bestätigen.* Die Person in ihrer Einzigartigkeit annehmen und ihren Wert als Persönlichkeit anerkennen.
- *Echtheit.* Sich der Realität des Menschen gegenüber öffnen, ohne seine Wahrnehmung zu leugnen. Es hilft dem Menschen, sich in der Realität zu orientieren, die er immer wieder verlässt.
- *Validation.* Die Wahrnehmung der Person bestätigen.
- *Stärken oder befähigen (Empowerment).* Dem Menschen mit Demenz die Möglichkeit geben, erfolgreich zu sein, und ihm im Idealfall dabei zu helfen.
- *Erleichtern.* Immer wieder aufs Neue das Bedürfnis nach Unterstützung abschätzen und anpassen. Die Person sollte Gelegenheit haben, so viel wie möglich selbst zu machen, während die Pfleger jederzeit zur Stelle sind, um zu helfen, wo es nötig ist.
- *Ermöglichen.* Die Person ermuntern, Dinge selbst zu tun.
- *Kollaboration.* Die Person um Rat fragen, wie eine Kooperation gelingen könnte, und sie so als gleichwertig anerkennen.
- *Würdigen.* Sich einprägen, was die Person mag und nicht mag, Gewohnheiten kennenlernen und respektieren und sie ganz allgemein als Individuum betrachten.
- *Einbeziehen/Inklusion.* So arbeiten, dass die Person das Gefühl hat, Teil einer Partnerschaft zu sein.
- *Dazugehören.* Der Person das Gefühl geben, dass sie zu uns als Gruppe dazugehört.
- *Freude/Spaß.* Dafür sorgen, dass das Leben voller Humor und Spaß und Witze ist. Das brauchen wir alle.

Literatur

Brooker, D. (2008): Person-zentriert pflegen : Das VIPS-Modell zur Pflege und Betreuung von Menschen mit einer Demenz. Huber, Bern

Material für Diskussionen

Hier sind einige Vorschläge für Diskussionsrunden, bei denen Sie und Ihre Kollegen die Themen des Buches durchgehen können. Am besten reservieren Sie dafür eine Viertel- bis halbe Stunde jeder Dienstbesprechung, sodass Sie das Buch nach und nach durcharbeiten.

Viel Spaß!

Teil 1

1 Finden Sie heraus, wer das Problem hat

Viele herausfordernde Verhaltensweisen, die wir bei demenziell veränderten Menschen erleben, sind nur für uns ein Problem. Häufig verstehen die Betroffenen selbst ihr Verhalten als Lösung.

Diskussionsvorschläge

- Nennen Sie einige Beispiele, bei denen herausforderndes Verhalten für den Heimbewohner kein Problem darstellte, sondern nur für Sie als Pfleger.
- Wissen Sie noch, ob in einer der Situationen, in denen Sie und der Mensch mit Demenz die Lage unterschiedlich wahrgenommen haben, der Konflikt eskalierte?

2 Menschen benehmen sich gut, wenn sie können

„Menschen benehmen sich gut, wenn sie können" ist eine der zahlreichen Möglichkeiten, die Erkenntnis „Kinder benehmen sich gut, wenn sie können" von Ross W. Greene auszudrücken. Ich finde, dies ist die aussagekräftigste Formulierung. Es passiert schnell, dass man von einem demenziell veränderten Menschen und seinen Fähigkeiten zu viel erwartet. Die nachfolgende Liste der Fertigkeiten, die wir zu oft einfordern, ist unsere eigene:

- die Fähigkeit, Ursache und Wirkung in komplexen Situationen abzuschätzen
- die Fähigkeit, Aktivitäten zu planen und durchzuführen
- die Fähigkeit, Impulse zu beherrschen

- Ausdauer
- Flexibilität
- soziale Kompetenzen
- Stressanfälligkeit
- die Fähigkeit, Ja zu sagen
- die Fähigkeit, sich zu beruhigen und ruhig zu bleiben
- die Fähigkeit, sich von Dingen mit Appellcharakter zu einem bestimmten Verhalten drängen zu lassen.

Diskussionsvorschläge

- Von welchen Fähigkeiten erwarten Sie zu viel? Nennen Sie Beispiele für jede der aufgelisteten Fähigkeiten.
- Beschreiben Sie Situationen, die aus dem Ruder geraten sind und in denen Sie die Erwartungen benennen können, die Sie zu hoch angesetzt hatten.
- Wie können Sie ähnliche Situationen in Zukunft vermeiden und sich so anpassen, dass die Bewohner, mit denen Sie arbeiten, die Erwartungen erfüllen können?
- Reicht es Ihrer Meinung nach, die Erwartungen anzupassen, oder müssen die Struktur des Alltags, die Zeitpläne oder die räumliche Umgebung angepasst werden?

3 Menschen tun immer das, was ihnen sinnvoll erscheint

Wir Menschen werden stark durch die Situationen beeinflusst, in denen wir uns befinden, und tun normalerweise das, was sich in der jeweiligen Situation richtig anfühlt, ohne wirklich über unser Handeln nachzudenken. Dasselbe gilt für Menschen mit Demenz. Das Problem ist, dass sie die Welt möglicherweise anders wahrnehmen als wir und daher anders handeln, als wir es erwarten.

Diskussionsvorschläge

- Nennen Sie Beispiele für Situationen, in denen Sie wirklich nachvollziehen konnten, warum sich ein Bewohner auf eine bestimmte Weise verhielt.
- Nennen Sie Beispiele für Situationen aus Ihrem eigenen Leben, in denen Sie sich nicht so verhalten haben, wie man es von Ihnen erwartete, in denen Ihr Handeln jedoch die verständlichste Alternative war. War Ihr Verhalten aus heutiger Sicht tatsächlich das Beste, was Sie tun konnten?

4 Wer die Verantwortung übernimmt, kann etwas bewirken

Wenn wir eine wenig erfolgreiche Methode angewandt haben, versuchen wir oft, unsere Verantwortung loszuwerden, indem wir sie z. B. auf die Angehörigen des Bewohners (sie sind schuld daran, dass wir bei unserer Arbeit scheitern), auf Kollegen (wenn sie so arbeiten würden wie wir, wäre alles gut) oder auf den Bewohner abwälzen (er ist dickköpfig, nervig oder dergleichen mehr) und möglicherweise überlegen, dass er eigentlich in einer anderen Einrichtung untergebracht werden sollte.

Diskussionsvorschläge

- Nennen Sie Beispiele für Situationen, in denen Sie als Mitarbeiter versucht haben, Verantwortung wegzuschieben:
  - Reden Sie über das Verhalten bestimmter Bewohner mehr als über das Verhalten anderer?
  - Bezeichnen Sie manche Bewohner immer wieder als „dickköpfig“?
  - Überlegen Sie im Kreis der Mitarbeiter, dass bestimmte Bewohner in einer anderen Einrichtung untergebracht sein sollten?

5 Menschen mit Demenz lernen nicht mehr

Man vergisst leicht, dass Menschen mit Demenz nicht mehr lernen. Zurechtweisungen und Bestrafungen bleiben daher natürlich wirkungslos.

Diskussionsvorschläge

- Beschreiben Sie Situationen, in denen Sie davon ausgegangen sind, dass Menschen mit Demenz z. B. durch Misserfolge lernen können. Was bedeutet diese Annahme für Ihre tägliche Arbeit?

6 Man braucht Selbstbeherrschung, um mit anderen zu kooperieren

Dieser Grundsatz sollte am besten mit dem darauffolgenden zusammen diskutiert werden.

7 Jeder tut, was er kann, um die Selbstbeherrschung zu behalten

Alle Menschen versuchen, nicht die Selbstbeherrschung zu verlieren, um mit ihrer Umgebung interagieren zu können. Das trifft auch auf Menschen mit Demenz zu. Sie brauchen jedoch stärkere Strategien, um die Selbstbeherrschung zu behalten, z. B. Abwehr, Lügen, Rückzug oder Drohungen und Beleidigungen.

Diskussionsvorschläge

- Beschreiben Sie Situationen, in denen das, was Sie als herausforderndes Verhalten des demenziell veränderten Menschen wahrnehmen, tatsächlich eine Strategie ist, die Selbstbeherrschung zu behalten. Was bedeutet diese Erkenntnis für Ihre zukünftige Arbeit?

8 Affekt ist ansteckend

Wir Menschen spüren die Gefühle anderer Menschen. Bei Menschen mit Demenz ist diese Wahrnehmung verstärkt, weil sie nicht wissen, wer das Gefühl als Erster hatte. Aus diesem Grund müssen wir sehr gut aufpassen, wie wir mit unseren eigenen Gefühlen umgehen.

Diskussionsvorschläge

- Nennen Sie Beispiele für Situationen, in denen Ihre Affekte auf die Bewohner übertragen wurden. Dabei kann es sich um Ärger oder Stress, aber auch um Freude und Begeisterung handeln.
- Noch spannender: Nennen Sie Beispiele, bei denen sich die Affekte der Bewohner so weit auf Sie übertragen haben, dass Sie den Überblick über die Situation verloren haben und Sie Mühe hatten, einen klaren Kopf zu behalten.
- Können Sie sich Strategien vorstellen, wie sich das Risiko vermindern lässt, dass sich eine solche Situation wiederholt?

9 Konflikte bestehen aus Lösungen *und* Bei Versagen muss ein Aktionsplan her

Ein Konflikt beginnt oft damit, dass ein Mensch ein Problem hat, das gelöst werden muss. Die Lösung kann jedoch zu einem Problem für einen anderen Menschen führen, das er seinerseits lösen muss. Möglicherweise schafft er mit seiner Lösung wiederum ein Problem für den ersten. Und schon ist der Konflikt in vollem Gange.

Diskussionsvorschläge

- Beschreiben Sie Situationen, in denen Konflikte zwischen Ihnen und den Bewohnern nach dem oben beschriebenen Muster abliefen. Nennen Sie möglichst Beispiele für eine Situation, in der Sie gewonnen, und eine Situation, in der Sie verloren haben.
- Nennen Sie Beispiele, wo Menschen mit Demenz diese Art von Konflikt untereinander ausgetragen haben.
- Wie hätten Sie in diesen Situationen intervenieren können? Versuchen Sie, praxisnahe Ansätze zu finden, die sich an den von Ihnen beschriebenen Situationen orientieren.

10 In Pädagogik und Pflege geht es darum, die richtigen Forderungen richtig zu stellen

Bei unserer Arbeit müssen wir Menschen mit Demenz oft mit Forderungen konfrontieren, die sie selbst nicht mehr an sich stellen würden. Die Forderungen müssen also so formuliert werden, dass der Betroffene sie erfüllen will.

Diskussionsvorschläge

- Welche Strategien wenden Sie im Alltag an, um Menschen mit Demenz dazu zu bringen, Ja zu sagen? Sie können die Liste auf den Seiten 70–71 als Ausgangspunkt nehmen, aber sicher fallen Ihnen auch Methoden ein, die wir nicht erwähnt haben.
- Welche Ablenkungsstrategien wenden Sie an? Hier könnte es hilfreich sein, die Ablenkungen aufzulisten, die Sie bei einem bestimmten Bewohner auf Ihrer Station anwenden, und die Listen anschließend zu vergleichen.

11 Führen heißt kooperieren

Autorität ist etwas, das man von anderen bekommt, nicht etwas, das man sich nimmt.

Diskussionsvorschläge

- Was unternehmen Sie, um Menschen mit Demenz dazu zu bringen, Ihnen Autorität zuzugestehen? Scheuen Sie sich nicht, Ihre Strategien konkret und in Einzelheiten zu schildern.

Teil 2

12 Wir arbeiten in einer Autowerkstatt

An dieser Stelle empfehlen wir, den Grundsatz der Verantwortung in Kapitel 4 noch einmal anzusehen.

Diskussionsvorschläge

- Inwiefern passt das Bild von der Autowerkstatt zu Ihrer Arbeitssituation? Arbeiten Sie in einer Autowerkstatt oder haben Sie eine Tendenz
  - die Verantwortung auf die Angehörigen abzuwälzen?
  - die Schuld für das Scheitern des Bewohners der Tatsache zuzuschreiben, dass er nicht mitmachen will?
  - zu denken, dass der Bewohner nicht sein Bestes versucht?
  - Methoden anzuwenden, mit denen Sie sich wohlfühlen, obwohl Sie wissen, dass der Bewohner andere Methoden braucht?

17 Mögliche körperliche Ursachen ausschließen

Diskussionsvorschläge

- Nennen Sie Beispiele für Situationen, in denen klar wurde, dass die Verhaltensänderungen eines Bewohners körperliche Ursachen hatten.
- Haben Sie in Bezug auf die Veränderungen die richtigen Fragen gestellt? Haben Sie die beiden Regeln angewandt, die im Kapitel beschrieben werden?
  - Wenn sich der Zustand eines Menschen innerhalb von wenigen Tagen oder Wochen verändert hat, liegt der Grund nicht in der Demenz, sondern in der körperlichen Befindlichkeit.
  - Psychotrope Medikamente haben keine Auswirkungen auf demenzielle Symptome, sondern sedieren das Gehirn und reichern sich im Körper an.
- Wie stellen Sie sicher, dass Sie die Möglichkeit körperlicher Symptome ausschließen können, bevor Sie pädagogische Maßnahmen ergreifen?

Wir wünschen Ihnen viel Freude bei Ihrer faszinierenden Arbeit!
Bo, Charlotte und Iben

Literatur

In diesem Abschnitt finden Sie kapitelweise weiterführende Literaturangaben zu den in diesem Buch vorgestellten Gedanken und Methoden. Dabei kann es vorkommen, dass manche Titel mehrmals genannt werden. Das geschieht jedoch nur, um die Verbindung zwischen den Grundsätzen offensichtlicher zu machen.

Einführung

Die Informationen zu personzentrierter Pflege beziehen sich auf:

Kitwood, T. (2019): Demenz: Der person – zentrierte Ansatz im Umgang mit verwirrten Menschen. 8. Aufl. Hogrefe, Göttingen/Bern

Brooker, D (2008): Person-zentriert pflegen: Das VIPS-Modell zur Pflege und Betreuung von Menschen mit einer Demenz. Huber, Bern

Informationen über Demenzerkrankungen stammen aus:

David, A. S., Fleminger S, Kopelman, M. D., Lovestone, S., Mellers, JDC., Lishman, W. A. (2009): Organic Psychiatry: A Textbook of Neuropsychiatry. Blackwell Science, Oxford

Teil 1

1 Finden Sie heraus, wer das Problem hat

Dieses Kapitel greift auf Erkenntnisse von Andrew McDonnell zurück, die er in diesem Buch vorgestellt hat:

McDonnell, Andrew (2010): Managing Aggressive Behaviour in Care Settings. Wiley, London

Es bildet auch die Grundlage von:

Elvén, B.H. (2015): Herausforderndes Verhalten vermeiden: Menschen mit Autismus und psychischen oder geistigen Einschränkungen positives Verhalten ermöglichen. DGVT, Tübingen

2 Menschen benehmen sich gut, wenn sie können

Ross W. Greene beschäftigt sich bei seiner Arbeit mit Kindern, doch wir sind der Ansicht, dass er einen allgemeingültigen Grundsatz formuliert. Zum ersten Mal taucht dieser in dem folgenden Werk auf:

Greene, R. (2011): Das explosive Kind: Plan B für Eltern von kleinen Tyrannen. Edition Spuren, Winterthur

Weitere Informationen zu exekutiven Funktionen finden Sie hier:

Gazzaniga, M. S., Ivry, R. B., Mangun, G. R. (2013): Cognitive Neuroscience: The Biology of the Mind. Norton, New York

Auf seiner Website https://www.livesinthebalance.org veröffentlicht Greene eine aktuelle Literaturliste.

Die Liste der Fähigkeiten, die wir oft voraussetzen, haben wir selbst zusammengestellt. Sie können jedoch ausführliche Informationen zu den einzelnen Fähigkeiten finden:

Die Fähigkeit, in komplexen Situationen Ursache und Wirkung zu ermessen

Zum Thema „zentrale Kohärenz" sind zahlreiche Schriften zu Forschung und Theorie verfügbar, z. B.:

Happé, F. (2012): Weak Central Coherence. In: Volkmar, F. R. (Hrsg.): Encyclopedia of Autism Spectrum Disorders. Springer, New York

Die Fähigkeit, Aktivitäten zu beginnen, zu strukturieren, zu planen und durchzuführen

Gazzaniga, M. S., Ivry, R. B., Mangun, G. R. (2013): Cognitive Neuroscience: The Biology of the Mind. Norton, New York

Die Fähigkeit, sich beim Denken zu erinnern

Baddely, A. (2007): Working Memory, Thought, and Action. Oxford University Press, Oxford

Die Fähigkeit, Impulsen zu widerstehen

Gazzaniga, M. S., Ivry, R. B., Mangun, G. R. (2013): Cognitive Neuroscience: The Biology of the Mind. Norton, New York

Ausdauer

Einen gut verständlichen Artikel finden Sie hier:

Lehrer, J (2009): „Don't: The secret of self-control". In: https://www.newyorker.com/magazine/2009/05/18/dont-2, 28.12.2019

Die Fähigkeit, flexibel zu sein

Ein grundlegender Artikel älteren Datums:

Scott, W. A. (1962): Cognitive complexity and cognitive flexibility. In: American Sociological Association 25, 405–414

Soziale Kompetenz

Frith, U. (1992): Autismus: Ein kognitionspsychologisches Puzzle. Spektrum Akademischer Verlag, Heidelberg/Berlin

Die Fähigkeit, mit Stress umzugehen

Wenn Sie das Phänomen Stress wirklich verstehen wollen, empfehle ich Ihnen Kapitel 4 in:

Elvén, B.H. (2015): Herausforderndes Verhalten vermeiden: Menschen mit Autismus und psychischen oder geistigen Einschränkungen positives Verhalten ermöglichen. DGVT, Tübingen

Die Fähigkeit, Ja zu sagen

DiStefano, C., Morgan, G.B., Motl, R.W. (2012): An examination of personality characteritics related to acquiescence. Journal of Applied Measurements 13, I, 41–56

Die Fähigkeit, sich zu beruhigen und ruhig zu bleiben

Diekhof, E.K., Geier, K., Falkai, P., Gruber, O. (2011): Fear is only as deep as the mind allows. A coordinate-based meta-analysis of neuroimaging studies on the regulation of negative affect. Neuroimage 58, I, 275–285

Sjöwall, D., Roth, L., Lindqvist, S., Thorell, L.B. (2013): Multiple deficits in ADHD: executive dysfunction, delay aversion, reaction time variability, and emotional deficits. Journal of Child Psychology and Psychiatry 54, 6, 619–627

3 Menschen tun immer das, was ihnen sinnvoll erscheint

Zu den Auswirkungen der räumlichen Umgebung auf den Affektzustand finden Sie weitere Informationen in:

Norman, D. (2016): The Design of Everyday Things: Psychologie und Design der alltäglichen Dinge. 2. Aufl. Vahlen, München

Über Struktur als Werkzeug:

Kabot, S., Reeve, C. (2012): Building Independence: How to Create and Use Structured Work Systems. Autism Asperger Publishing, Shawnee, KS

Über das Sinnstiftende des Vertrauten:

Kitwood, T. (2013): Demenz: Der person-zentrierte Ansatz im Umgang mit verwirrten Menschen. Huber, München

4 Wer die Verantwortung übernimmt, kann etwas bewirken

Das Zitat wurde abgeleitet von

Weiner, B. (1995): Judgements of Responsibility: A Foundation for a Theory of Social Conduct. Guilford Press, New York

Die Arbeit von Dave Dagnan:

Dagnan, D., Cairns, M. (2005): Staff judgements of responsibility for the challenging behaviour of adults with intellectual disabilities. Journal of Intellectual Disability Research 49, I, 95–101

In diesem Kapitel sprechen wir über Bestrafungen. Vielleicht sollten wir klarstellen, dass wir den Begriff Bestrafung so verwenden, wie es in der Alltagssprache üblich ist, nicht im Sinne einer Behaviorismustheorie. Wenn Sie mehr über die negativen Folgen von Bestrafungen erfahren wollen, empfehlen wir die folgenden Titel:

Gershoff, E.T. (2002): Corporal punishment by parents and associated child behaviors and experiences: a meta-analytic and theoretical review. Psychological Bulletin 128, 4, 539–579

Shutters, S.T. (2013): Collective action and the detrimental side of punishment. Evolutionary Psychology II, 2, 327–346

Sigsgaard, E. (2012): Schimpfen? Es geht auch anders!: Wie Sie einen liebevollen und wertschätzenden Umgang mit Ihren Kindern entwickeln. RGV, Dörfles

Über die legitimierende Wirkung von Strafen:

Gneezy, U., Rustuchini, A. (2000): A fine is a price. The journal of Legal Studies 29, I, 1–17

Warum wir strafen, obwohl es nicht die gewünschte Wirkung hat:

de Quervain, D.J.F., Fischbacher, U., Treyer, V., Schellhammer, M. et al. (2004): The neural basis of altruistic punishment. Science 305, 1254–1258

Boyd, R., Gintis, H., Bowles, S., Richerson, P.J. (2003): The evolution of altruistic punishment. Proceedings of the National Academy of Science USA 100, 6, 3531–3535

5 Menschen mit Demenz lernen nicht mehr

Dieses Kapitel stützt sich auf den folgenden Artikel:

Van Duivenvoorde, A.C.K., Zanolie, K., Rombouts, S.A.R.B., Raijmakers, M.E.J., Crone, E.A. (2008): Evaluating the negative or valuing the positive? Neural mechanisms supporting feedback-based learning across development. The Journal of Neuroscience, 28, 38, 9495–9503.

6 Man braucht Selbstbeherrschung, um mit anderen zu kooperieren

Der Originalartikel von Kaplan und Wheeler:

Kaplan, S.G., Wheeler, E.G. (1983): Survival skills for working with potentially violent clients. Social Casework 64, 339–345

Unser Modell wurde zum ersten Mal veröffentlicht in:

Elvén, B.H. (2015): Herausforderndes Verhalten vermeiden: Menschen mit Autismus und psychischen oder geistigen Einschränkungen positives Verhalten ermöglichen. DGVT, Tübingen

Weiterführende Literatur:

Diekhof, E.K., Geier, K., Falkai, P., Gruber, O. (2011): Fear is only as deep as the mind allows. A coordinate-based meta-analysis of neuroimaging studies on the regulation of negative affect. Neuroimage 58, I, 275–285

Sjöwall, D., Roth, L., Lindqvist, S., Thorell, L.B. (2013): Multiple deficits in ADHD: executive dysfunction, delay aversion, reaction time variability, and emotional deficits. Journal of Child Psychology and Psychiatry 54, 6, 619 – 627

7 Jeder tut, was er kann, um die Selbstbeherrschung zu behalten

Elvén, B.H. (2015): Herausforderndes Verhalten vermeiden: Menschen mit Autismus und psychischen oder geistigen Einschränkungen positives Verhalten ermöglichen. DGVT, Tübingen

Ein aufschlussreicher Artikel über das Lügen:

Bronson, P. (2008): „Learning to lie“. In: New York Magazine http://nymag.com/news/features/43893, 28.12.2019

8 Affekte sind ansteckend

Die Idee, dass Affekte ansteckend sind, stammt von:

Tomkins, S. (1962): Affect, Imagery, Consciousness: Vol. I. Tavistock. London

Tomkins, S. (1963): Affect, Imagery, Consciousness: Vol. II, The Negative Affects. Springer, New York

Tomkins, S. (1991): Affect, Imagery, Consciousness: Vol. III, The Negative Affects: Anger and Fear. Springer, New York

Wissenschaftliche Grundlage:

Hatfield, E., Cacioppo, J.T., Rapson, R.L. (1993): Emotional Contagion. Current Directions in Psychological Science 2, 3, 96 – 99

Ein populärwissenschaftliches Buch zum Thema:

Nathanson, D.L. (1992): Shame and Pride: Affect, Sex, and the Birth of the Self. Norton, New York

Forschungen zu den Spiegelneuronen:

Rizzolatti, G., Craighero, L. (2004): The mirror-neuron System. Annual Review of Neuroscience 27, 169 – 192

Das Zitat von Daniel Stern stammt von einem Vortrag, den er bei der Konferenz „Meeting of Minds“ in Herning in Dänemark im Jahr 2007 hielt.

Die Strategien zum Herabsetzen der Affektintensität entstanden im Zusammenhang mit dem Low-Arousal-Ansatz. Hier finden Sie weitere Informationen:

Elvén, B.H. (2015): Herausforderndes Verhalten vermeiden: Menschen mit Autismus und psychischen oder geistigen Einschränkungen positives Verhalten ermöglichen. DGVT, Tübingen

McDonnell, A. (2010) Managing Aggressive Behavior in Care Settings. Wiley, London

9 Konflikte bestehen aus Lösungen *und* Bei Versagen muss ein Aktionsplan her

Wissenschaftliche Darstellungen zu Todesfällen bei Fixierung:

Nunno, M.A., Holden, M.J., Tollar, A. (2006): Learning from tragedy: a survey of child and adolescent restraint fatalities. Child Abuse & Neglect 30, 1333 – 1342

Aiken, F., Duxbury, J., Dale, C., Harbison, I. (2011): Review of the Medical Theories and Research Relating to Restraint Related Deaths. Caring Solutions (UK) Ltd., University of Central Lancashire, Lancaster

Lieberman, J.L., Dodd, C.J., Moynihan, D.P., Domenici, P.V. et al (1999): Improper Restraint or Seclusion Use Places People at Risk. United States General Accounting Office, Report to Congressional Requesters

Paterson. B., Bradley, P., Stark, C., Saddler, D. Leadbetter, D., Allen, D. (2003): Deaths associated with restraint use in health and social care in the UK. The result in a preliminary survey. Journal of Pychiatric and Mental Health Nursing 10, 3 – 15

Über den Zusammenhang zwischen einer Abnahme von Fixierungen und Verletzungen:

Holstead, J., Lamond, D., Dalton, J., Horne, A., Crick, R. (2010): Restraint reduction in children's residential facilities: implementation at Damar services. Residential Treatment for Children & Youth 27, 1 – 13

10 In Pädagogik und Pflege geht es darum, die richtigen Forderungen so zu stellen, dass sie funktionieren

Martha Nussbaum zu Autonomie:

Nussbaum, M.C. (2014): Die Grenzen der Gerechtigkeit: Behinderung, Nationalität und Spezieszugehörigkeit. Suhrkamp, Berlin

Zu Gewalt gegen den, der Grenzen setzt:

Bjørkly, S. (1999): A ten-year prospective study of aggression in a special secure unit for dangerous patients. Scandinvian Journal of Psychology 40, I, 57 – 63

Zu Ablenkung:

Smith, R.E. (1973): The use of humor in the counterconditioning of anger responses: a case study. Behavior Therapy 4, 4. 576 – 580

McDonnell, Andrew (2010): Managing Aggressive Behaviour in Care Settings. Wiley, London

Elvén, B.H. (2015): Herausforderndes Verhalten vermeiden: Menschen mit Autismus und psychischen oder geistigen Einschränkungen positives Verhalten ermöglichen. DGVT, Tübingen

Wie man ein „Ja" erwirkt:

Elvén, B.H. (2015): Herausforderndes Verhalten vermeiden: Menschen mit Autismus und psychischen oder geistigen Einschränkungen positives Verhalten ermöglichen. DGVT, Tübingen

11 Führen heißt kooperieren

Hobbes' Gedanken zu Macht können Sie hier nachlesen:
Hobbes, T. (1986): Leviathan. Reclam, Ditzingen

Rawls' Gedanken sind hier nachzulesen:
Rawls, J. (2013): Eine Theorie der Gerechtigkeit. De Gruyter, Berlin

Martha Nussbaum zum Thema „Autonomie":
Nussbaum, M.C. (2014): Die Grenzen der Gerechtigkeit: Behinderung, Nationalität und Spezieszugehörigkeit. Suhrkamp, Berlin

Teil 2

Die Modelle bauen auf folgenden Schriften auf:
Kaplan, S.G., Wheeler, E.G. (1983): Survival skills for working with potentially violent clients. Social Casework 64, 339 – 345

Whitaker, P. (2001): Challenging Behaviour and Autism: Making Sense, Making Progress. National Autistic Society, London

Das Modell erschien zuerst in:
Elvén, B.H. (2015): Herausforderndes Verhalten vermeiden: Menschen mit Autismus und psychischen oder geistigen Einschränkungen positives Verhalten ermöglichen. DGVT, Tübingen

Die Pläne basieren auf einem schwedischen Projekt:
Björne, P., Andresson, I., Björne, M., Olsson, M., Pagmert, S. (2012): Utmanande Beteenden, Utmatande Verksamheter. Stadskontoret, Malmö

Weiterführende Informationen zu physischen Interventionen:
McDonnell, Andrew (2010): Managing Aggressive Behaviour in Care Settings. Wiley, London

Leseprobe

Leseprobe aus

Naomi Feil/Vicki de Klerk-Rubin: Validation

I. Was ist Validation?

Der Beginn

Nachdem ich mich sieben Jahre lang in verschiedenen Gemeinschaftszentren mit orientierten, gesunden älteren Menschen beschäftigt hatte, begann ich 1963 im Montefiore-Altersheim in Cleveland, Ohio, mit desorientierten, sehr alten Menschen – sie waren 80 Jahre und älter – zu arbeiten (Feil 1967). Ursprünglich wollte ich diesen desorientierten Menschen helfen, der Realität ins Auge zu sehen und ihnen im Rahmen einer Gruppe Kontaktmöglichkeiten schaffen. Im Verlauf von drei Jahren erkannte ich die Aussichtslosigkeit meines Unterfangens: Jede Person war in ihrer eigenen inneren Erlebniswelt gefangen (vgl. Film „The Tuesday Group" 1972). Sie reagierte auf die anderen Gruppenmitglieder nur dann, wenn Gefühle sondiert und in Erinnerung gebracht wurden; Musik stimulierte den Gruppenzusammenhang und das Wohlbehagen. Ich gab das Ziel der Orientierung auf die Realität auf, als ich bemerkte, dass die Gruppenmitglieder sich immer dann zurückzogen oder zunehmend feindselig wurden, wenn ich sie mit der unerträglichen Realität der Gegenwart zu konfrontieren versuchte

So sang z.B. eine sehr alte, desorientierte Frau häufig: „Daisy, Daisy, I'm half crazy …", und erklärte mir dann den Grund ihrer Demenz: „Es ist leichter, wenn du verrückt bist. Dann kannst du tun, was du willst."

reinhardt
www.reinhardt-verlag.de

Ein anderes Mitglied der Gruppe stand auf und erklärte beim Hinausgehen: „Ich muss nach Hause, das Essen für meine Kinder machen." Ich sagte: „Frau Kessler, Sie können nicht nach Hause. Ihre Kinder sind nicht dort. Sie leben jetzt hier, im Montefiore-Altersheim." Darauf antwortete sie: „Das weiß ich. Seien Sie nicht so dumm! Deshalb muss ich jetzt sofort weg. Ich muss nach Hause, das Essen für meine Kinder herrichten!" Kein einziger Hinweis auf die Realität konnte Frau Kessler überzeugen. Sie fühlte sich im Heim unnütz, verlangte nach ihrem Zuhause und nach ihrer früheren Rolle als Mutter dreier Kinder. Vor sich hinmurmelnd wandte sie sich von mir ab: „Was weiß die (sie zeigte auf mich) schon davon. Was glaubt sie, wer sie ist!"

Oder Herr Rose, der den Verwalter des Montefiore-Heims beschuldigte, ihn auf dem Dachboden zu „kastrieren": Fünf Jahre lang versuchte ich, Herrn Rose an der Realität zu orientieren. Als der Verwalter pensioniert wurde, sagte Herr Rose zu mir: „Sie haben recht. Er hat mich nicht gequält. Ich tauge nichts und habe nie etwas getaugt."

Das waren seine letzten Worte an mich. Er ließ seinen Stock fallen und ging keinen Schritt mehr. Mit seinen Fingern wanderte er auf der Stange des Rollstuhls hin und her und murmelte immer wieder vor sich hin: „Buckeye und 105. Straße. Buckeye und 105. Straße." Das war die Straße, in der er früher als Anwalt gearbeitet hatte. Immer wieder schlug er sich auf das von der Paget'schen Krankheit schmerzende linke Knie: „Verfluchter Richter ... verfluchter Richter." Vor Jahren hatte sein Vater zu ihm gesagt, dass aus ihm nichts werden würde, dass er ein Nichtsnutz sei. Seine Schwester erzählte mir, er habe es nicht weit gebracht. Wie ein braves Kind hatte er seine Wut, seinen Schmerz und seine Schuldgefühle heruntergeschluckt. Er hatte auf seinen Vater

Leseprobe

reinhardt
www.reinhardt-verlag.de

Leseprobe

gehört, sein Vater hatte ihn mit Worten kastriert. Der Verwalter wurde zum Symbol für seinen Vater.

Jetzt, als sehr alter Mann, allein in seinem Rollstuhl, kämpfte er damit, seine Wut und seine Schuldgefühle aufzuarbeiten. Er befand sich im letzten Lebensstadium der Aufarbeitung. Ich hörte nie zu, wenn er irgendwelche Vaterfiguren beschuldigte, ihn zu quälen. Es war klar, er wollte, dass ich seine Wut akzeptierte. Er beschuldigte den Richter, den Verwalter, die Ärzte, Gott – in seinen Augen alles Vaterfiguren –, sein Leben ruiniert zu haben. Sein Vater hatte ihn einst auf dem Dachboden bestraft. Nun wollte er in die Vergangenheit zurückkehren, um seinem Vater zu sagen, wie er sich fühlte; seines Vaters Liebe wiedergewinnen; sein Leben in dieser Welt rechtfertigen. Niemand validierte ihn, er kämpfte allein. Seine Bewegungen wurden schwächer, allmählich verlor er sein Lebensziel und vegetierte bis zu seinem Tode vor sich hin.

(...)

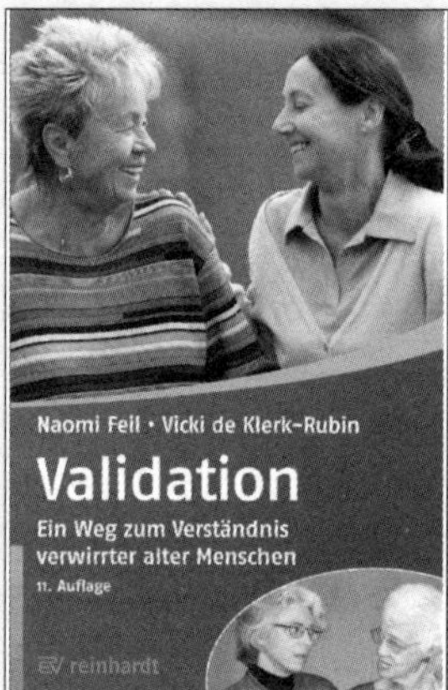

Leseprobe (S. 13–14) aus:
Naomi Feil / Vicki de Klerk-Rubin
Validation
Ein Weg zum Verständnis
verwirrter alter Menschen
(Reinhardts Gerontologische
Reihe; 16)
11., durchgesehene Auflage 2017.
167 Seiten. Innenteil zweifarbig.
(978-3-497-02391-2) kt

reinhardt
www.reinhardt-verlag.de

Demenz – den Alltag mit Validation meistern

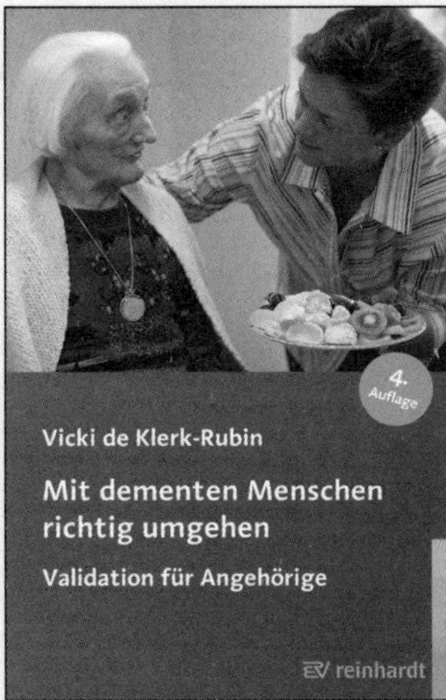

Vicki de Klerk-Rubin
Mit dementen Menschen richtig umgehen
Validation für Angehörige
Aus dem Englischen übersetzt von Elisabeth Brock
(Reinhardts Gerontologische Reihe; 38)
4. Auflage 2014.
128 Seiten. 16 Abb.
(978-3-497-02498-8) kt

Wie lernt man die wunderliche Welt von Menschen mit Demenz besser verstehen? Wie geht man mit schwierigen Verhaltensweisen in Alltagssituationen einfühlsam um?
Hier hat sich die Methode der „Validation" bewährt: Sie zeigt, wie man auf verwirrte alte Menschen verständnisvoll eingeht. Pflegeprofis verwenden und schätzen sie seit langem. Mit diesem Buch lernen Angehörige, Nachbarn und Freunde, die einen nahestehenden Menschen mit Demenz betreuen, die Methode kennen.

reinhardt
www.reinhardt-verlag.de

Validation als Hilfe im Alltag bei Demenz

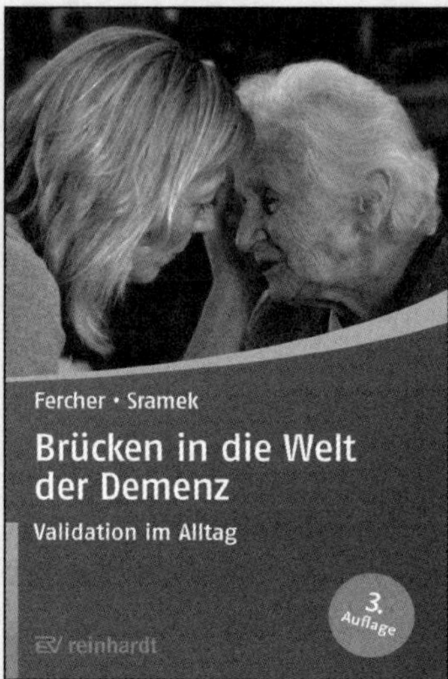

Petra Fercher / Gunvor Sramek
Brücken in die Welt der Demenz
Validation im Alltag
Mit einem Geleitwort von Naomi Feil
(Reinhardts Gerontologische Reihe; 52)
3. überarb. u. erw. Aufl. 2018.
182 Seiten. 6 Abb.
(978-3-497-02841-2) kt

Wer beruflich oder privat Menschen mit Demenz betreut, kennt schwierige Alltagssituationen zuhauf. Die bewährte Methode der Validation hilft betreuenden Personen, die Würde der alten Menschen im alltäglichen Miteinander zu wahren und dabei selbst entspannter und gelassener zu sein.

Die Autorinnen vermitteln einfach und verständlich Grundwissen über die Prinzipien und Techniken der Validation. Sie weisen den Weg zu einer wertschätzenden Haltung und zeigen an zahlreichen Beispielen, wie und wann man welche Validationstechniken für einen freudvolleren Umgang miteinander nutzen kann. Eine besondere Rolle spielt dabei ein symbolhaftes Verständnis von skurril wirkenden Verhaltensweisen der alten Menschen, das sich oft aus deren Lebensgeschichte erschließen lässt.

reinhardt
www.reinhardt-verlag.de

Validation: der Film!

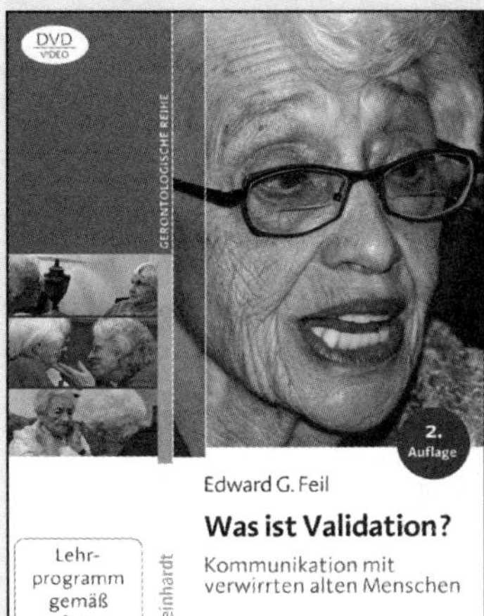

Edward G. Feil
Was ist Validation? (DVD/Video)
Kommunikation mit verwirrten alten Menschen
Mit Naomi Feil und Vicki de Klerk-Rubin.
(Reinhardts Gerontologische Reihe, 51)
2. Auflage 2018. 24 Seiten.
DVD-Video. 24 Min. mit dt. UT / dt. Voice-Over-Synchronisation.
(978-3-497-02796-5) DVD

Dieser Film ist eine kompakte und lebendige Einführung in die Validation, die bewährte Methode zum Umgang mit desorientierten alten Menschen. Anschaulich und verständlich werden die Grundprinzipien der Validation in Wort und Bild erklärt. Naomi Feil und ihre Tochter Vicki de Klerk-Rubin zeigen in der Kommunikation mit Betroffenen, wie man einzelne Validationstechniken im alltäglichen Umgang mit den altersverwirrten Menschen einsetzt.

Pflegende lernen so, Menschen mit Demenz einfühlsam in ihrer Welt zu begegnen und ihr Bedürfnis nach Zuwendung und Wertschätzung zu erfüllen.

reinhardt
www.reinhardt-verlag.de

Validation zum Hören!

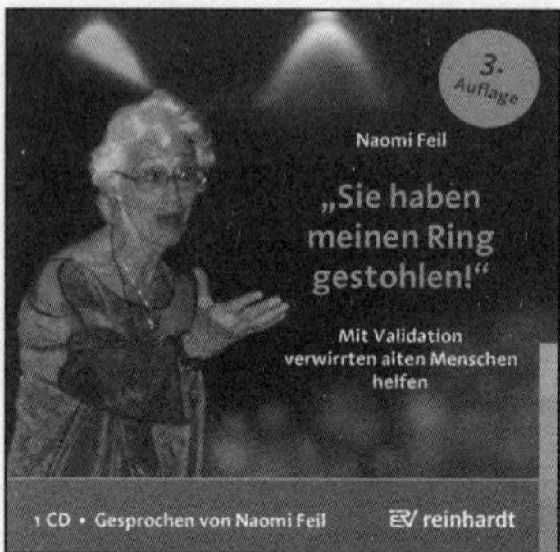

Naomi Feil
„Sie haben meinen Ring gestohlen!“
Mit Validation verwirrten alten Menschen helfen
Gesprochen von Naomi Feil.
(Reinhardts Gerontologische Reihe; 34)
3. Auflage 2016. Audio-CD. Ca. 68 Min.
(978-3-497-02629-6) CD

Was ist Validation? Lassen Sie es sich von der Erfinderin selbst erklären – in einem Hörbuch! Temperamentvoll schlüpft Naomi Feil abwechselnd in die Rollen von verwirrten alten Menschen und Pflegenden und lässt Hörerinnen und Hörer hautnah erleben, wie man mit Validation helfen kann: Validation lässt die Erlebniswelt des verwirrten alten Menschen gelten. Empathie und Anerkennung gehören zur Grundhaltung. Naomi Feil erzählt von den Wurzeln ihrer Methode und erklärt, welche kognitiven und emotionalen Veränderungen in altersverwirrten Menschen vorgehen; wann Validation hilft und wie man validiert.
Der optimale Einstieg in die Validation für alle, die wenig Zeit haben!

reinhardt
www.reinhardt-verlag.de

Validation im Noteinsatz

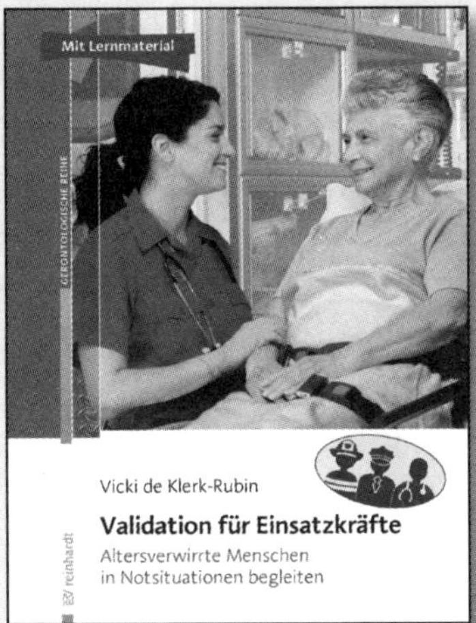

Vicki de Klerk-Rubin
Validation für Einsatzkräfte
Altersverwirrte Menschen in Notsituationen begleiten
Mit zahlreichen Lernmaterialien im Buch und Online.
Aus dem Englischen von Rita Kloosterziel.
(Reinhardts Gerontologische Reihe; 57)
2020. 105 Seiten.
(978-3-497-02887-0) kt

In Notfällen zählt jede Sekunde. Hochaltrigen desorientierten Menschen in einer Notsituation zu helfen ist besonders anspruchsvoll, denn sie können ihre Lage oft nicht richtig einschätzen. Im Extremfall arbeiten sie aktiv gegen ihre professionellen Helfer an. Polizisten, Sanitäter und Feuerwehrleute kennen diese Schwierigkeiten und wissen doch oft nicht, wie ihnen begegnet werden kann. Vicki de Klerk-Rubins Buch zeigt, wie es geht.
Lebensnah und mit situationsbezogenen Beispielen führt die Autorin Einsatzkräfte in die Validation ein. Sie erklärt, wie Menschen mit Demenz in Stresssituationen erreicht werden. So wird schnelle, effektive Hilfe möglich und der Rettungseinsatz verläuft erfolgreich. In der Altenpflege längst bewährt, hilft Validation nun auch, Menschenleben zu retten.

reinhardt
www.reinhardt-verlag.de

Spiritualität kennt kein Vergessen

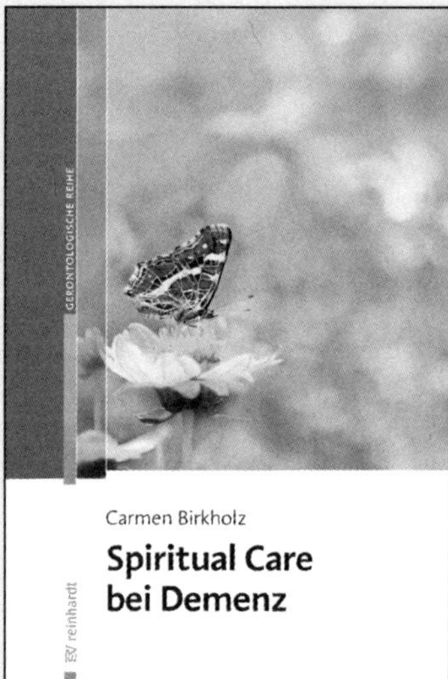

Carmen Birkholz
Spiritual Care bei Demenz
(Reinhardts Gerontologische Reihe; 53)
2017. 173 Seiten. 50 Abb. 7 Tab.
(978-3-497-02651-7) kt

Menschen mit Demenz sind in einer Lebensphase, die mit vielen Abschieden verbunden ist. Das Bedürfnis nach Sicherheit, Geborgenheit und Trost ist angesichts dieser Irritationen groß. Spiritual Care, die spirituelle Sorge, kann Menschen mit Demenz in dieser Situation Halt geben. Sie verbindet wertschätzendes Verständnis mit sinnlichen Angeboten in der Natur, mit Basaler Stimulation, mit Musik, Symbolen und Ritualen. Zahlreiche Beispiele aus der Pflegepraxis zeigen, wie eine kultursensible spirituelle Begleitung die Resonanz zwischen den Begleitenden und den Betroffenen fördern kann. Ein Buch, das Mut macht, Spiritualität in der alltäglichen Begegnung zu entdecken, zu gestalten und Menschen mit Demenz Geborgenheit zu geben.

reinhardt
www.reinhardt-verlag.de

Abschied in Würde

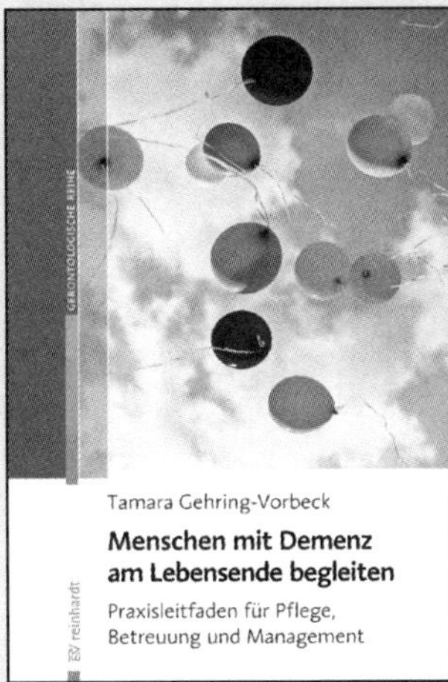

Tamara Gehring-Vorbeck
Menschen mit Demenz am Lebensende begleiten
Praxisleitfaden für Pflege, Betreuung und Management
Unter Mitarbeit von Nadine Hagemann.
(Reinhardts Gerontologische Reihe; 54)
2018. 170 Seiten. 6 Abb.
(978-3-497-02735-4) kt

Gibt es Besonderheiten, wenn Menschen mit Demenz sterben? Wie sieht eine gute Sterbebegleitung aus? Wie können professionell Pflegende sowie Angehörige bei dieser schweren Aufgabe Entlastung finden? Welche Rahmenbedingungen sollte das Einrichtungsmanagement schaffen?
Die Autorin informiert über den Sterbeprozess bei Demenz. Sie gibt Anregungen, wie Pflege in verschiedenen Institutionen (Heim, Klinik etc.) und ambulant organisiert werden kann, um eine würdevolle Sterbekultur zu etablieren. Anschaulich und einfühlsam zeigt sie, wie man den Betroffenen noch in den letzten Lebenstagen Sicherheit und Geborgenheit vermitteln kann.

reinhardt
www.reinhardt-verlag.de

Sex hat kein Verfallsdatum

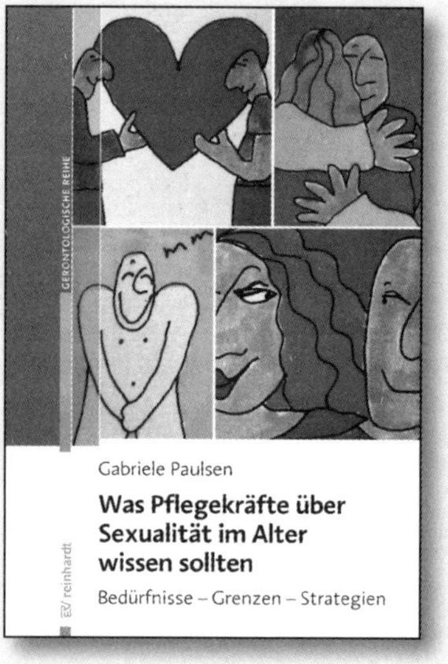

Gabriele Paulsen
Was Pflegekräfte über Sexualität im Alter wissen sollten
Bedürfnisse - Grenzen - Strategien
Unter Mitarbeit von Nina de Vries.
Mit einem Vorwort von Erich Schützendorf und einem Nachwort von Stefan Hierholzer.
Mit Online-Zusatzmaterial.
(Reinhardts Gerontologische Reihe; 55)
2018. 144 Seiten. 33 Abb. 7 Tab.
(978-3-497-02744-6) kt

Sexualität im Alter ist ein Tabuthema – auch in der Pflege. Die Autorinnen ermutigen dazu, sich dem schambehafteten Thema zu stellen. Pflegekräfte finden hier Anregungen, mit sensiblen Fragen professionell umzugehen: Wie kann das Recht der älteren Menschen auf sexuelle Selbstbestimmung auch stationär eingelöst werden? Wie geht man als Pflegekraft mit pflegebedürftigen älteren Menschen um, die körperliche Nähe fordern? Was löst die Sehnsucht der älteren Menschen nach Zärtlichkeit aus? Durch offene und klare Benennung von vielleicht auch ungewöhnlichen Situationen in der Pflege verändern sie den Blickwinkel, ohne dabei gesetzliche Grenzen aus den Augen zu verlieren. So hilft dieses Buch, das Thema „Sexualität im Alter“ auch institutionell anzugehen.

reinhardt
www.reinhardt-verlag.de